W0061128

Demenzen im Alter -

Aktuelle Diagnostik und Therapie für die Praxis

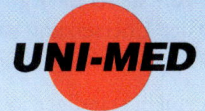

UNI-MED Verlag AG
Bremen - London - Boston

Die Deutsche Bibliothek - CIP-Einheitsaufnahme

Zaudig, Michael:
Demenzen im Alter - Aktuelle Diagnostik und Therapie für die Praxis/Michael Zaudig.-
1. Auflage - Bremen: UNI-MED, 2001
(UNI-MED SCIENCE)
ISBN 3-89599-506-1

© 2001   by UNI-MED Verlag AG, D-28323 Bremen,
            International Medical Publishers (London, Boston)
            Internet: www.uni-med.de, e-mail: info@uni-med.de

Printed in Germany

UNI-MED. Die beste Medizin.

In der Reihe UNI-MED SCIENCE werden aktuelle Forschungsergebnisse zur Diagnostik und Therapie wichtiger Erkrankungen "state of the art" dargestellt. Die Publikationen zeichnen sich durch höchste wissenschaftliche Kompetenz und anspruchsvolle Präsentation aus. Die Autoren sind Meinungsbildner auf ihren Fachgebieten.

Wir danken folgenden Mitgliedern unseres Ärztlichen Beirats für die engagierte Mitarbeit an diesem Buch: Susanna Kschamer, Dr. Stefanie Luce, Diana Rubin und Hanspeter Weber.

Vorwort und Danksagung

Das vorliegende Buch ist in mehrfacher Weise besonders aktuell und ungewöhnlich. Es beschreibt in anschaulicher Weise den aktuellen Stand der wissenschaftlichen Forschung im Bereich der Diagnose und Therapie der verschiedenen **Demenzformen**, würdigt erstmalig in ausführlicher Weise die **Verhaltensauffälligkeiten** und **psychischen Symptome, die eine Demenz begleiten** (Behavioral und Psychological Symptoms of Dementia – BPSD) sowie auch die **Leichten Kognitiven Beeinträchtigungen im Alter**, die aufgrund aktuellster Forschungsergebnisse überwiegend als Vorstufen einer sich später entwickelnden Demenz anzusehen sind. Sowohl die Verhaltensauffälligkeiten und psychischen Störungen bei Demenz als auch die Leichte Kognitive Beeinträchtigung stehen im Brennpunkt der aktuellen Forschung in der Gerontopsychiatrie und werden daher besonders ausführlich dargestellt. Einen weiteren besonderen Schwerpunkt des Buches stellen neben den **psychiatrischen Grundlagen** auch die **internistischen Grundlagen der Demenzentwicklung** dar. Noch immer wird in der psychiatrischen Forschung die Rolle des Blutdrucks und des Diabetes mellitus in der Demenzentwicklung zu wenig gewürdigt – es werden hierzu die aktuellsten Untersuchungen, Hypothesen und Therapiemöglichkeiten dargestellt.

Trotz aller Fortschritte ist die Diagnose und Therapie der Demenzen, der Verhaltensauffälligkeiten und psychischen Störungen bei Demenzen und der Leichten Kognitiven Beeinträchtigung ein äußerst mühevolles Unterfangen. Die moderne Therapie der Demenz erfordert ein aktuelles Wissen über die diagnostischen, theoretischen und therapeutischen Grundlagen der Demenz. Ziel der Herausgeber war es daher

- den **aktuellen Forschungsstand praxisnah** und **therapierelevant** darzustellen. Das Buch soll praxisorientiert sein, d.h. der bereits erfahrene Psychiater, Internist, Psychotherapeutische Mediziner, Psychologe oder Psychotherapeut aber auch der Allgemeinarzt sollte in dem Buch genügend Hinweise und Hilfen für eine evtl. effektivere Therapie finden können; darüber hinaus soll es ein vertieftes Verständnis für die besonderen Schwierigkeiten in der Diagnostik und den Umgang mit den Patienten vermitteln

- Das Buch soll aber auch dem nichterfahrenen Arzt, Psychologen oder Studenten eine leicht verständliche Einführung sein und ihm helfen, sein Wissen zu aktualisieren und zu vertiefen

- Um das Buch besonders **praxisnah** zu gestalten, finden sich in jedem wichtigen Abschnitt nicht nur Zusammenfassungen sondern auch speziell für die tägliche Arbeit sogenannte "Tipps für die Praxis". Diese erlauben auch dem eiligen Leser in Kürze die wesentliche diagnostische und therapeutische Information - im Sinne einer Handlungsanleitung - aufzufinden

Die Entstehung des Buches verdanken die Herausgeber der Anregung und Unterstützung des UNI-MED Verlages. Die Bearbeitung wurde in hervorragender Weise von Frau Birgit Greger bewerkstelligt. Ihr gilt unsere besondere Anerkennung.

Windach, im Februar 2001

Michael Zaudig
Götz Berberich

Autoren

Priv.-Doz. Dr. med. Dr. med. habil. Michael Zaudig
Ärztlicher Direktor der Psychosomatischen Klinik Windach, Schützenstr. 16, 86949 Windach
Arzt für Psychiatrie und Psychotherapie
Arzt für Psychotherapeutische Medizin
Im Vorstand der International Psychiogeriatric Association (IPA)
Vorstandsmitglied der Deutschen Gesellschaft für Psychotherapeutische Medizin
Herausgeber von mehreren Büchern und Instrumenten zur Diagnostik der Demenz
Lehrtherapeut und Supervisor in Verhaltenstherapie

Dr. med. Götz Berberich
Funktionsoberarzt der Psychosomatischen Klinik Windach, Schützenstr. 16, 86949 Windach
Arzt für Innere Medizin
Arzt für Psychotherapeutische Medizin
Publikationen im Bereich der Inneren Medizin
Dozent für Verhaltenstherapie

Inhaltsverzeichnis

Epidemiologie der Demenz

1. Epidemiologie der Demenz

Im 20. Jahrhundert haben sich tiefgreifende Veränderungen in der Altersstruktur der Bevölkerung vollzogen. Das lineare Wachstum der Altenbevölkerung insbesondere in den westlichen Industrienationen hat das Interesse an psychischen Krankheiten des höheren Lebensalters stark anwachsen lassen. Nach den kardiovaskulären und onkologischen Erkrankungen kommen die psychischen Störungen bei älteren Menschen am dritthäufigsten vor. Bei diesen wiederum dominieren neben der Depression, den Angststörungen und der Sucht vor allen Dingen die Demenz, hier ist besonders die häufigste Demenzform, die Alzheimer Demenz, zu erwähnen. Die Demenz ist zugleich die häufigste einzelne Ursache von Pflegebedürftigkeit im Alter. Rund 40 % aller Pflegetage in Akutkrankenhäusern entfallen bereits auf die über 65-Jährigen. Von den mehr als 800 000 in Deutschland zur Verfügung stehenden Heimplätzen werden mehr als 80 % von Älteren in Anspruch genommen (Bickel 1997). Bereits heute müssen in Deutschland für die Pflege der Demenzpatienten jährlich mehr als 40 Milliarden DM ausgegeben werden – und das, obwohl bis zu 90 % dieser Patienten von Angehörigen zu Hause gepflegt werden. Mit der Verschiebung der Alterspyramide, dem zunehmenden Zerfall der Familienstrukturen in unserer Gesellschaft und dem bereits heute deutlich spürbaren Mangel an Pflegekräften stellt sich die Frage, wer die steigende Zahl der Demenzkranken pflegen wird.

1.1. Grundlagen der Epidemiologie

Unter der **Prävalenz** versteht man die Anzahl der Krankheitsfälle in einer Population an einem Stichtag (Punkt-Prävalenz) oder während eines definierten Zeitintervalls (Perioden-Prävalenz). Die **Inzidenz** bezieht sich auf die Anzahl der Neuerkrankungen, die in einer Population während eines festgelegten Zeitraums (üblicherweise während eines Jahres) auftreten. Das **Morbiditätsrisiko** ist der Inzidenz eng verwandt. Es besagt, wie hoch die Wahrscheinlichkeit ist, während eines bestimmten Zeitabschnittes oder bis zu einem bestimmten Lebensalter die betreffende Krankheit zu entwickeln (Bickel 1997).

Die Prävalenz kann als Funktion der Inzidenz und Überlebensrate angesehen werden und ist veränderbar durch die Migrationsrate. Ein großes Problem der Prävalenzstudien ist die sehr unterschiedliche Methodik, insbesondere die Art der Falldefinition und Screeninguntersuchungen. Allein im Methodischen liegen die Gründe für die häufig sehr unterschiedlichen Prävalenzraten insbesondere bei leichten Demenzen und Leichten Kognitiven Beeinträchtigungen. Beispielsweise ist zu erwarten, dass sehr niedrige Prävalenzraten gefunden werden bei Verwendung sehr einfacher kognitiver Screeninginstrumente, die bekanntermaßen sehr wenig sensitiv sind bei Leichten Kognitiven Beeinträchtigungen, jedoch sehr gut geeignet sind bei mittelschweren und schweren Demenzen. Die MMSE (Mini Mental State Exam, Folstein et al. 1975) ist gut geeignet bei mittelschweren und schweren Demenzen, nicht jedoch zur Erfassung Leichter Kognitiver Beeinträchtigungen (☞ Kap. 2. und 5.).

1.2. Aktuelle Datenlage

Eine der häufigsten und folgenschwersten psychischen Alterserkrankungen sind die verschiedenen Formen der **Demenzen** und hier insbesondere die Alzheimer Demenz. Die Gesamtprävalenzrate für mittelschwere bis schwere Demenzen bei über 65-Jährigen schwankt in 15 epidemiologischen Studien zwischen 3 % und 7 % mit einem Durchschnitt von etwa 5,3 % (Häfner 1991). Jorm et al. (1987) fanden, dass sich die Demenzprävalenz alle 5,1 Jahre verdoppelt. Ähnliches wurde in der EURODEM-Studie (Brayne 1993) gefunden (☞ Tab. 1.1):

	EURODEM – Studie (Brayne, 1993)	Jorm et al. 1987
60 – 64 Jahre	1 %	0.7 %
65 – 69 Jahre	1.4 %	1.4 %
70 – 74 Jahre	4.1 %	2.8 %
75 – 79 Jahre	5.7 %	5.6 %
80 – 84 Jahre	13 %	10.5 %
85 – 89 Jahre	21 %	20.8 %
90 – 94 Jahre	32.2 %	38.6 %

Tab. 1.1: Daten zur Prävalenz der Demenz.

Ob es jenseits von 95 Jahren zu einem weiteren Anstieg der Prävalenz kommt, wie es das exponentielle Modell von Jorm et al. (1987) beschreibt, oder ob es zu einer Art Plateau kommt, ist derzeit noch unklar. Neuere Studien zeigen eine höhere Prävalenzrate für Demenzen als in Tab. 1.1 aufgezeigt wird. In der Berliner Altersstudie liegt die Prävalenz der Demenzsyndrome in der Bevölkerung von 70 Jahren und darüber mit 14 % mehr als doppelt so hoch wie in vergleichbaren Untersuchungen (Helmchen et al. 1996, Wernicke et al. 2001). Heeren et al. (1991) berichten eine Prävalenzrate von 22,7 % für die über 85-Jährigen in der Allgemeinbevölkerung. In der Münchner Hochbetagtenstudie litten 25,4 % der Befragten über 85 Jahren an einer Demenz. Bei 64,8 % der dementen Patienten wurde eine leichte, bei 26,1 % eine mittlere und bei 9,1 % eine schwere Demenz diagnostiziert (Fichter et al. 1995).

Die **Prävalenz der Alzheimer Demenz (AD)** beträgt nach Ott et al. (1995) beispielsweise bei den über 85-Jährigen 26,8 %. Im Vergleich dazu beträgt die Prävalenz der vaskulären Demenzen 4,4 %. Andere epidemiologische Studien (Breteler et al. 1992) kommen zu ähnlichen Ergebnissen mit einer Prävalenz für AD von 21,2 % bei den über 85-Jährigen.

Nahezu alle **Inzidenzstudien** an repräsentativen Stichproben geben übereinstimmend eine Zunahme der Inzidenz mit Zunahme des Alters an von 0,5 % - 1,5 %/Jahr (Meller und Fichter 2000).

Die altersbezogene **Inzidenz** (1 Jahr) der Alzheimer Demenz beträgt für die 80 - 98-Jährigen 1,5 % (Breteler et al. 1992).

Unter Berücksichtigung der oben erwähnten Prävalenzraten ist die demographische Entwicklung der Altersstruktur bzw. Verteilung besonders beachtenswert. 1980 lebten auf der Welt insgesamt 250 Millionen über 65-Jährige, im Jahr 2025 wird mit 760 Millionen über 65-Jährigen gerechnet (Hauser 1986). Legt man diese Zahlen bei einer Prävalenz von 5 % zugrunde, so müsste eine Anzahl von 38 Millionen Patienten mit der Diagnose Demenz im Jahr 2025 versorgt werden. Diese Zahlen unterstreichen nochmals die Bedeutung der Demenz für das Gesundheitswesen.

Grundlagen der Demenzdiagnostik

2. Grundlagen der Demenzdiagnostik

2.1. Diagnostischer Prozess bei Demenz

Der diagnostische Prozess in der Psychiatrie/Gerontopsychiatrie lässt sich in mehrere Abschnitte gliedern, die zum Teil sukzessiv, zum Teil parallel erhoben werden.

- Ausgangspunkt aller Untersuchungen ist der Erstkontakt mit dem Patienten, in dem üblicherweise die **berichteten und beobachteten Symptome (psychisch und körperlich)** erhoben werden. Darüber hinaus wird der Untersucher feststellen, ob es sich dabei um ein Syndrom bekannter Ausgestaltung handelt

- Die erhobenen Befunde werden darüber hinaus noch **objektiviert** durch technische Untersuchungen einerseits und **psychometrische Einschätzungen** und **Testung** andererseits

- In einem weiteren Schritt werden dann **Verlaufsgesichtspunkte** der Symptomatik bzw. des Syndroms mit einbezogen. Parallel dazu oder nachfolgend werden **anamnestische** und fremdanamnestische Informationen erhoben

- Liegt genügend Information vor, ist man als Kliniker in der Lage erste **diagnostische und differentialdiagnostische Einschätzungen** vorzunehmen (☞ Abb. 2.1)

Die gesamte Gliederung im Kap. 2. folgt dem Schema der Abb. 2.1.

> Im Folgenden verstehen wir unter einem **Demenzsyndrom** eine **erworbene** organisch bedingte psychische Störung reversibler oder irreversibler Art mit Symptomen, die das Gedächtnis und die intellektuelle Leistungsfähigkeit betreffen, aber auch Verhaltensauffälligkeiten und psychiatrische Symptome umfassen. Die Symptomausprägung insbesondere der kognitiven Symptome muss mindestens von einem Grad sein, der sich in einer deutlich verminderten Alltagsbewältigung niederschlägt (ausführliche Definition ☞ Kap. 2.2.2., 2.8., 2.9. und 4.1.).

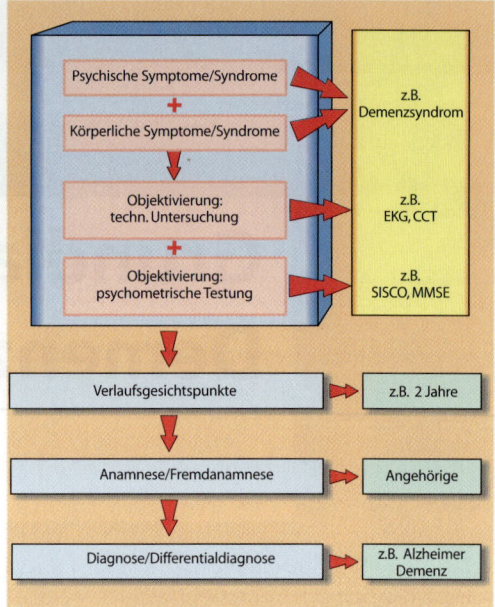

Abb. 2.1: Der diagnostische Prozess in der Psychiatrie am Beispiel der Diagnose Demenz.

2.2. Psychischer Befund

2.2.1. Allgemeine Gesichtspunkte

Ausgangspunkt für den diagnostischen Prozess in der Psychiatrie bzw. Gerontopsychiatrie stellt die Erhebung des psychischen oder psychopathologischen Befundes dar. Er spielt schon beim Erstkontakt eine große Rolle, der Untersucher beobachtet, hört zu, nimmt wahr. Der Patient berichtet über seine Probleme, der Untersucher beobachtet die Symptome und stellt erste Hypothesen auf. Die genaue Erfassung der psychopathologischen Symptomatik im Querschnitt erfordert eine gezielte Exploration. Die Symptomexploration sollte im Sinne des psychischen Befundes der AMDP (1995) bzw. der AGP (Guy und Ban 1985, Gutzmann et al. 1989) die folgenden Hauptpunkte umfassen:

- Bewusstseinsstörungen
- Orientierungsstörung
- Aufmerksamkeits- und Gedächtnisstörungen
- formale Denkstörungen
- Befürchtungen und Zwänge

- Wahn
- Sinnestäuschung
- Ich-Störung
- Störungen der Affektivität
- Antriebs- und psychomotorische Störungen
- zirkadiane Besonderheiten
- andere Störungen

Zusätzlich muss der somatische Befund (im Rahmen der psychiatrischen Untersuchung) erhoben werden:

- Schlaf- und Vigilanzstörungen
- Appetenzstörungen
- gastrointestinale Störungen
- kardiorespiratorische Störungen
- andere vegetative Störungen
- neurologische Störungen

Hinzuzufügen wäre, dass jede gute geriatrische und gerontopsychiatrische Untersuchung natürlich einen ausführlichen internistischen und neurologischen Status erfordert.

Das AMDP-System umfasst 140 Symptome, die gut definiert sind und häufig auch noch graduiert beschrieben sind (Schweregrade). Das AGP-System (Gutzmann et al. 1989) umfasst 40 % mehr Symptome als das AMDP-System. Das Manual zur Dokumentation gerontopsychiatrischer Befunde (AGP-System) ist in seinem Kern ein Fremdrating-Instrument, das den psychopathologischen und somatischen Befund mit 243 Merkmalen beschreibt. Enthalten sind neben dem psychopathologischen Befund aus dem AMDP-System die wichtigsten neuropsychologischen Syndrome, Sozialverhaltensvariablen und ADL/IADL-Kriterien (Activities of Daily Living). Es ist speziell auf die Gerontopsychiatrie und deren diagnostische Bedürfnisse ausgerichtet.

2.2.2. Der psychische Befund bei Demenz

Gerade die präzise und genaue Erfassung der Symptome, auch über die Angehörigen, erlaubt eine genauere diagnostische Zuordnung (Zaudig 2001b). Dies spielt insbesondere bei der Erfassung früher Formen der Alzheimer Demenz und der Erfassung depressiver Syndrome im Alter eine Rolle, die ja häufig differentialdiagnostisch extrem schwierig von einer beginnenden Demenz zu un-

terscheiden sind. Ergänzend und hilfreich sind gerade bei alten Menschen psychometrische Verfahren und psychologische Tests (☞ Kap. 2.4.).

Frühe Stadien

In frühen Phasen der Demenzentwicklung klagen die Patienten meist noch selbst über Vergesslichkeit, Schusseligkeit, Konzentrationsstörungen, häufig werden unspezifische Beschwerden wie Müdigkeit, Schlafstörungen, depressive Verstimmungen, Stimmungsschwankungen, Stimmungslabilität beklagt.

> Besonders ausführlich sollte in frühen Stadien die Untersuchung der Konzentration, der Aufmerksamkeit und des Gedächtnisses sein.

Die Angehörigen können dies meist bestätigen und stellen meist selbst noch Aufmerksamkeitsstörungen fest. In diesem eher frühen Stadium einer Demenz ist die Alltagsbewältigung noch relativ gut möglich.

Mittlere und späte Stadien

In mittleren und späten Stadien dominieren dann die schweren Gedächtnisstörungen, Konzentrations- und Aufmerksamkeitsstörungen sowie Orientierungsstörungen zu Zeit und Ort. Orientierungsstörungen zur Person tauchen meist erst in sehr späten Phasen auf. Häufig und typisch sind Werkzeugstörungen wie Apraxie, Aphasie, Agnosie, ebenfalls Verhaltensauffälligkeiten wie Aggressivität, Reizbarkeit, Apathie usw.

> Besonderer Schwerpunkt der Untersuchung sollte in diesen Stadien die Prüfung der Werkzeugstörungen, der Orientierung und des Verhaltens sein.

In der Regel ist die Alltagskompetenz deutlich eingeschränkt und die Patienten bedürfen mehr oder weniger intensiv der Hilfe dritter Personen, meist von Angehörigen.

2.3. Allgemein-medizinische und körperliche Untersuchungen

Körperliche und technische Untersuchungsbefunde spielen eine wichtige Rolle insbesondere in der Differentialdiagnose der Demenzen. Die Alzheimer Demenz (AD) als häufigste Demenz wird klinisch vorwiegend durch den Ausschluss anderer Ursachen diagnostiziert. Den Untersuchungsergebnissen kommt also eine besondere Bedeutung bei der Erkennung der sekundären Demenzformen zu, welche bei ca. einem Viertel, nimmt man die Mischformen von AD und vaskulärer Demenz hinzu, in über einem Drittel aller Demenzkranken vorliegen. Zirka 1-10 % aller Demenzfälle sind nach der Literatur reversibel, wenn rechtzeitig mit der Behandlung begonnen wird (Weytingh et al. 1995; Möller et al. 1995). Daher konzentrieren sich die Untersuchungsmaßnahmen auf die Erkennung der Risikofaktoren oder Begleiterscheinungen jener sekundären Demenzformen, wie sie in Tab. 2.5 in Kap. 2.9. dargestellt sind.

Die **Multimorbidität** spielt im Alter eine besonders große Rolle. Die Zahl von Erkrankungen, an denen eine Person gleichzeitig leidet, üblicherweise als *Multimorbidität* bezeichnet, nimmt mit dem Alter deutlich zu.

In einer Bevölkerungsstudie über 65-Jähriger (Welz et al. 1989) in der niedersächsischen Gemeinde Duderstadt, litten 22,2 % der 189 untersuchten über 65-Jährigen an einer oder zwei Erkrankungen, 32,2 % an drei oder vier Erkrankungen, 19,4 % an fünf oder sechs Erkrankungen und 20,6 % an mehr als sechs Erkrankungen (zitiert nach Häfner 1991).

Alleine diese Zahlen belegen die enorme Bedeutung einer internistisch/neurologischen Basisdiagnostik. Die alleinige Betrachtung der psychischen Erkrankung ist wenig sinnvoll, vielmehr muss der Überblick über die bestehenden körperlichen Begleiterkrankungen gewahrt bleiben, um ein Symptom ausreichend sicher einer psychischen und/oder körperlichen Ursache oder beiden zuordnen zu können.

Die **somatische Diagnostik** erweist sich gerade bei Alterspatienten als besonders problembehaftet:

• Die Symptomatik ist atypisch oder zu schwach ausgeprägt

• Typische Krankheitsbilder können sich im Alter in einem ungewohnten Bild präsentieren, z.B. kann sich eine Pneumonie nur durch Inappetenz und Verwirrtheit präsentieren, gleiches gilt für Lungenembolie und Myokardinfarkt. Die Hypothyreose kann extrem symptomarm sein oder zeigt sich in rein psychischer Symptomatik,

z.B. als deliranter Zustand, dementielles Syndrom oder depressives Syndrom. Die internistisch-neurologische Untersuchung sollte grundsätzlich so ausgerichtet sein, dass die alterstypischen Erkrankungen in jedem Fall erfasst werden können. Dies gilt insbesondere für Herzinsuffizienz, orthostatische Dysregulationen, Harnwegsinfekte, Pneumonie, Dehydratation, Inkontinenz, degenerative Erkrankungen, Insulte, Morbus Parkinson, Neoplasmen

2.3.1. Körperliche Untersuchung

Die **körperliche Untersuchung** schließt einen **Ganzkörperstatus** ein, bei dem neben den selbstverständlich erhobenen Vitalparametern, wie dem an **beiden** Oberarmen gemessenen Blutdruck, Puls, Atmung, Temperatur und Bewusstseinslage auch der allgemeine Eindruck, insbesondere der Ernährungs- und Hydratationszustand erfasst werden sollen. Kontrakturen oder Dekubitalgeschwüre müssen beschrieben werden, eine Inspektion des gesamten Patienten ist u.a. nötig, um Hämatome oder Wunden zu erfassen, die auf Stürze oder auch Misshandlungen hindeuten können. Gerade bei alten Menschen ist die Untersuchung der Sehkraft und des Hörvermögens von großer Bedeutung. Besondere Beachtung müssen **atherogene Risikofaktoren** und die Zeichen einer kardiovaskulären Erkrankung finden.

▶ Diabetes mellitus

Auf die Erkennung klinisch fassbarer Folgen eines Diabetes mellitus, welche bereits vor der Labordiagnose auftreten können, muss besondere Sorgfalt verwendet werden. Hierbei ist neben trophischen Veränderungen durch Mikrozirkulationsstörungen an den Beinen und Füßen vor allem auf die Manifestation einer peripheren Polyneuropathie zu achten. Als eines der sensibelsten Zeichen gilt die Abschwächung des Vibrationsempfindens über den Innenknöcheln und an den großen Zehen (Stimmgabelversuch!). Daneben könnte auch die Tiefensensibilität oder die Spitz-Stumpf-Diskrimination gestört sein. Zeichen einer autonomen Polyneuropathie erschließen sich meist erst bei konkreter Befragung und Untersuchung, etwa nach Magenentleerungsstörungen, Blutdruckregulationsstörungen (verstärkte orthostatische Regulationsstörungen) sowie Störungen der Herzfrequenzvariabilität, und bedürfen dann meist einer fachärztlichen Überprüfung.

▶ Kardiovaskuläre Erkrankungen

Kardiovaskuläre Erkrankungen, auf die die Anamnese wesentliche Hinweise liefern kann, zeigen sich beim körperlichen Untersuchungsgang meist erst durch ihre Komplikationen, wie eine dekompensierte Herzinsuffizienz (links/rechts/biventrikulär) oder Rhythmusstörungen. Besonders ist auf eine absolute Arrhythmie als Hinweis für ein Vorhofflimmern zu achten, da letzteres ein unabhängiger Risikofaktor für eine dementielle Entwicklung ist. Weitere Manifestationen der **Arteriosklerose** lassen sich an den Extremitäten (bei peripherer arterieller Verschlusskrankheit) durch Tasten der Fußpulse, Blutdruckmessung an den unteren Extremitäten oder das Erkennen trophischer Störungen erfassen, bezüglich einer zerebralen Beteiligung durch die Erfassung fokalneurologischer Zeichen, etwa als Zeichen zerebraler ischämischer Infarkte. Das Risiko ischämischer Episoden im Rahmen der Arteriosklerose wird noch gesteigert durch Hypoxie (Zyanose!) oder Apnoephasen, z.B. im Rahmen einer Schlafapnoe, worauf die Kombination von Adipositas, arterieller Hypertonie und der fremdanamnestischen Angabe von nächtlichen Schnarch- und Apnoephasen hinweist.

▶ Schilddrüsenerkrankungen

Auf Schilddrüsenerkrankungen deuten eine Struma, ein Exophtalmus, eine Tachykardie, das "prätibiale Myxödem", eine warme, feuchte Haut und Wärmeintoleranz bei Hyperthyreose bzw. eine trockene, kühle, schuppende Haut und Kälteempfindlichkeit bei Hypothyreose hin, außerdem psychomotorische Unruhe bzw. Antriebsarmut und Muskelschwäche. Allerdings treten eine Über- oder Unterfunktion der Schilddrüse im Alter häufig unter einem oligosymptomatischen Bild auf, so dass auch diskrete Zeichen in jedem Fall einer laborchemischen Überprüfung bedürfen.

▶ Alkoholschäden

Schließlich sind auch noch die körperlichen Folgeerscheinungen eines erhöhten Alkoholkonsums zu beachten, wie Tremor, Palmarerythem, tastbarer Leber- oder Milzbefund, Spidernaevi, Muskelatrophien und ähnliches. Sollten sich bei diesem körperlichen Untersuchungsgang neue Auffälligkei-

ten finden, ist in der Regel eine fachärztliche (internistische, neurologische) Abklärung unumgänglich.

> *Tipp für die Praxis*
>
> Bei der körperlichen Untersuchung im Rahmen der Demenzdiagnostik ist besonders auf die Zeichen oder Folgeerscheinungen folgender Erkrankungen zu achten:
>
> - Arterielle Hypertonie
> - Diabetes mellitus
> - Kardiovaskuläre Erkrankungen (auch Rhythmusstörungen, Herzinsuffizienz)
> - Fokalneurologische Zeichen im Gefolge zerebraler Infarkte
> - Hypoxie, Apnoephasen
> - Schilddrüsenerkrankungen
> - Alkoholschäden

2.3.2. Technische Untersuchungsbefunde

Die **technischen Untersuchungsbefunde** ergänzen den körperlichen Untersuchungsgang, indem sie auch weitere sekundäre Demenzformen nachweisen oder ausschließen können.

Laborscreening

Das Laborscreening sollte neben einem großen Blutbild, einer Blutkörperchensenkungsgeschwindigkeit, den Elektrolyten, dem Kreatinin, den Leberwerten (Transaminasen, Gamma-GT, Alkalische Phosphatase), dem Gesamteiweiß und dem Urinbefund insbesondere den Nüchternblutzucker, das TSH-basal, die Blutfette (Cholesterin, Triglyceride) sowie Vitamin B_{12} und Folsäure umfassen. Bei entsprechenden klinischen Hinweisen sollte die Labordiagnostik um spezielle Parameter erweitert werden, so durch einen TPHA-Test zum Ausschluss einer Neurolues, einen HIV-Test zum Ausschluss einer AIDS-assoziierten Demenz (insbesondere bei jüngeren Dementen), Cortisol und ein ACTH-Kurztest zum Ausschluss einer Nebennierenrindeninsuffizienz oder den Borrelien-Titer zum Ausschluss einer entsprechenden Meningoencephalitis. Die Indikation zur **Schilddrüsenfunktionstestung** sollte immer großzügig gestellt werden, da im Alter gehäuft Funktionsstörungen vorliegen, die oligosymptomatisch verlaufen und klinisch nur schwer von psychischen Erkrankungen unterschieden werden können (z.B. Hypothy-reose).

EKG, Röntgen, Sonographie

Im Rahmen der allgemeinmedizinischen / internistischen Untersuchungen spielen folgende technische Untersuchungsmöglichkeiten eine wichtige Rolle:

▶ Elektrokardiogramm (EKG)

Das EKG ist wenig belastend und liefert Informationen von erheblicher klinischer Bedeutung, gerade beim alten Menschen. Die wichtigsten sind Rhythmus- und Leitungsstörungen, Hinweise für eine myokardiale Hypertrophie oder Schädigung, Elektrolytstörungen oder medikamentöse Einflüsse. Eine große Rolle spielt das EKG bei der Behandlung mit trizyklischen Antidpressiva, es müssen Leitungs- oder Rhythmusstörungen ausgeschlossen werden.

▶ Röntgenuntersuchung

Thoraxuntersuchungen können wichtige Veränderungen von kardialen oder pulmonalen Strukturen, von Knochen- und Weichteilen zeigen. Bei Verdacht auf Sturz (besonders häufig bei Dementen) spielt die Röntgenuntersuchung eine wichtige Rolle zum Frakturausschluss oder –nachweis.

▶ Sonographie

Eine sonographische Untersuchung lässt sich nichtinvasiv und rasch am Krankenbett durchführen. Im Bereich des Abdomens gibt sie Aufschluss über die parenchymatösen Organe, Gefäße und Lymphknoten. Besonders wichtig im Alter ist die Sonographie der Schilddrüse.

Neuroradiologische Bildgebung

Bildgebende neuroradiologische Verfahren sind unverzichtbarer Bestandteil der Demenzdiagnostik geworden.

▶ CCT

Die kranielle Computer-Tomographie (CCT) ist ein morphologisches, also ausschließlich Gestalt und Aufbau eines Gewebes abbildendes Verfahren. Es ist besonders wichtig zur Differentialdiagnose, z.B. von Tumoren und Normaldruckhydrocephalus. Patienten mit einer schweren Demenz weisen eine kortikale und/oder subkortikale Atrophie auf. Differentialdiagnostisch ist das CCT besonders nützlich zur Abgrenzung vaskulärer Demenzen, der Binswanger-Enzephalopathie, von Blutungen oder Hirntumoren.

▶ MRT

Bei der Kernspin-Tomographie oder Magnet-Resonanz-Tomographie (MRT) erfolgt die Untersuchung der Gewebedichte statt mit Röntgenstrahlen mit Hilfe eine starken Magnetfeldes. Im Unterschied zum CCT zeichnet sich das MRT durch eine fehlende Strahlenbelastung auf. Das MRT lässt eine bessere Trennung von weißer und grauer Substanz zu und ist ebenfalls im Bereich der Differentialdiagnostik besonders wichtig.

▶ PET

Die Positronen-Emissions-Computer-Tomographie kann sehr geringe Aktivitäten von verschiedenen radioaktiv markierten Substanzen im Gehirn lokalisieren und so eine Metabolismuskarte des Gehirns liefern. Mit der PET ist eine Minderung des Stoffwechsels bei Alzheimer Demenz im parietalen und temporalen kortikalen Bereich gezeigt worden (Duara et al. 1984). Mediotemporale, hippokampale Veränderungen konnten unter Aktivierung mit einem olfaktorischen Gedächtnistest ebenfalls nachgewiesen werden (Buchsbaum et al. 1990).

▶ SPECT

Bereits vor der Einführung der PET waren Messungen der regionalen Hirndurchblutung möglich, wobei die lokale Auswaschkurve z.B. von radioaktiv markiertem Xenon[133] mit einzelnen statischen Detektoren bestimmt wurde. Heute ist die Single-Photon-Emissions-Computer-Tomographie mit Xenon$_{133}$ Standard. Diese Untersuchungsmethoden sind wesentlich kostengünstiger als die PET und an den meisten Orten verfügbar.

Zusammenfassend muss betont werden, dass ein normaler Befund in den bildgebenden Verfahren keinesfalls eine Demenzerkrankung ausschließt. Das Demenzsyndrom bleibt eine klinische Diagnose und eine letztgültige valide Diagnose eines Morbus Alzheimer bleibt immer dem Neuropathologen vorbehalten.

Andere technische Untersuchungsverfahren

▶ Evozierte Potentiale (EP)

Trotz vielversprechender Ergebnisse klinischer Studien können die evozierten Potentiale bei der Demenzdiagnostik nicht den Stellenwert psychometrischer Verfahren gewinnen. Die Latenzveränderungen sind weder durchgehend groß genug noch spezifisch genug, um im Einzelfall großes diagnostisches Gewicht zu erlangen.

▶ Elektroenzephalogramm (EEG)

Bei Alzheimer Demenz wird eine Reduktion der Beta-Aktivität beobachtet, die occipitale Grundaktivität nimmt hinsichtlich Frequenz und Ausprägung ab, die Theta-Power und in den Spätstadien auch die Delta-Power nehmen stark zu. Jedoch ist keine dieser Veränderungen diagnostisch hinweisend. Die Abnahme der Alpha- und Beta- sowie die Zunahme der Theta- und Delta-Power sind mit der Dauer und Ausprägung der kognitiven Defizite sowie der Schwere der Erkrankung korreliert (Ihl et al. 1997). Das Ausmaß der parietalen Hirnatrophie steht in Zusammenhang mit der Reduktion der Alpha-Aktivität (Förstl et al. 1996).

Tipp für die Praxis
In der Praxis notwendige technische Untersuchungen in der Demenzdiagnostik:
  - Labor
  - EKG, (Röntgen, Sonographie)
  - CCT oder MRT, (PET)
  - (EEG, EP)

2.4. Psychometrische Befunderhebung und Testung in der Gerontopsychiatrie

2.4.1. Allgemeine Grundlagen

Die Aufgabenbereiche der **psychometrischen** Diagnostik in der Psychiatrie und Gerontopsychiatrie können wie folgt skizziert werden (Zaudig 1995):

- Ermittlung und Beschreibung vorhandener Leistungen oder Kompetenzen zur Objektivierung von Funktionseinbußen (Quantifizierung oder Messung)
- Bereitstellung von diagnostischen Informationen für rehabilitative oder therapeutische Maßnahmen - sogenannte Indikationsfunktion der psychometrischen Demenzdiagnostik - einschließlich der Evaluation und Beurteilung von Behandlungs- oder Krankheitsverläufen
- Abgrenzung normaler von pathologischen kognitiven Abbauprozessen einschließlich der kategorialen Unterscheidung verschiedener Demenzformen (Differenzierungsfunktionen)

Grundsätzlich lassen sich **psychometrische Verfahren** nach mehreren Gesichtspunkten untergliedern (Zaudig et al. 1990; Mombour et al. 1990). Sinnvoll erscheint u.a. eine Einteilung der Verfahren nach **methodischen** Gesichtspunkten (Selbstbeurteilungs- und Fremdbeurteilungsverfahren, objektive Leistungstests, Interviewverfahren) (Möller und von Zerssen 1982).

Da jedoch die meisten Messinstrumente und auch Interviewverfahren verschiedene Bereiche und Dimensionen zum Teil durch Tests oder Fragen erfassen, ist eine konsequente Gliederung und Einteilung nicht mehr möglich, im folgenden wird daher nach pragmatischen Gesichtspunkten vorgegangen (Zaudig 1995).

Durch die seit den 80er Jahren eingeführte kriterienbezogene psychiatrische Diagnostik ergeben sich für die *Befunderhebung* besondere neue Anforderungen (Zaudig 1995):

- Es muss *systematisch und umfassend* überprüft werden, welche Diagnosen für einen untersuchten Patienten in Frage kommen (*Komorbidität*)
- Der Befund muss in allen diagnoserelevanten Merkmalen *explizit* (ausdrücklich) und *gezielt* erhoben werden
- Es müssen *sämtliche* für eine diagnostische Zuordnung erforderlichen Informationen eingeholt werden
- Die Diagnostik bezieht sich immer auf ein *Klassifikationssystem* (ICD-10/DSM-IV)

Operationalisierte Diagnostik bezieht sich immer auf die derzeit gültigen Klassifikationssysteme ICD-10 (Internationale Klassifikation psychischer Störungen 10. Revision, Dilling et al. 1991, 1994) und DSM-IV (Diagnostic And Statistical Manual Of Mental Disorders, APA 1994; Saß et al. 1996). Diese Grundforderung erfüllen neuropsychologische Tests nicht, ebenso wenig einfache Fremdbeurteilungs- und Selbstbeurteilungsverfahren.

Grundsätzlich lassen sich Interviewhilfen oder Interviewverfahren bei der operationalisierten Diagnostik psychischer Störungen auf der formalen Ebene in drei Gruppen unterteilen: Checklistenansätze, strukturierte Interviews, standardisierte Interviews.

2.4.2. Checklistenansätze

Beispiele hierfür sind die *Internationalen Diagnose Checklisten* (IDCL) (Hiller et al. 1993).

Ein typisches, kriterienunabhängiges **Fremdbeurteilungsverfahren** und eine klinische Checkliste stellt das *Dokumentationssystem der Arbeitsgemeinschaft der Gerontopsychiatrie (AGP)* dar (Guy und Ban 1985, Gutzmann et al. 1989).

2.4.3. Strukturierte und standardisierte Interviews

▶ SKID

Prototyp eines strukturierten Interviews ist das *Strukturierte klinische Interview für DSM-III-R/DSM-IV* (Wittchen et al. 1987, 1988, 1991, 1997). Das *SKID* wurde von Spitzer et al. (1987) entwickelt und erlaubt die Ableitung von 62 Diagnosen sowohl für den Querschnitt als auch für die gesamte Lebensspanne. Auch im gerontopsy-

chiatrischen Bereich ist das *SKID* sehr sinnvoll, allerdings ist mit dem Interview keine Demenzdiagnostik, sondern nur eine Einschätzung kognitiver Einbußen mit dem Mini Mental State Exam (MMSE) möglich.

▶ CAMDEX

Die *Cambridge Mental Disorders of the Elderly Examination* von Roth et al. (1986) ist ein im Gerontopsychiatrischen gut eingeführtes strukturiertes Interview zur Diagnose und Differentialdiagnose von Demenzzuständen. Ein Abschnitt des CAMDEX beinhaltet eine eingehende Befragung der primären Bezugsperson (Angehörigen-Interview), ein anderer Teil beinhaltet eine ausführliche Testung der kognitiven Funktionen (*CAMCOG*), dieser Test besteht aus 67 Testfragen, die folgende Bereiche abdecken: Orientierung, Sprache, Gedächtnis, Aufmerksamkeit, visuokonstruktive Fähigkeiten, Graphie, Praxie, Kalkulie, Gnosie, abstraktes Denken. Ferner enthält das *CAMCOG* den Mini-Mental State (MMSE) von Folstein et al. (1975). Die CAMDEX erlaubt keine ICD-10 oder DSM-IV Diagnose einer Demenz

▶ SIDAM

1991 wurde das *Strukturierte Interview zur Diagnose von Demenzen vom Alzheimer Typ, der Multiinfarkt / vaskulären Demenz und Demenzen anderer Ätiologie* - kurz SIDAM genannt - eingeführt (Zaudig et al. 1991, Zaudig und Hiller 1996, Zaudig 1995). Das SIDAM ermöglicht eine syndromale und kategoriale, kriterienbezogene Diagnostik nach DSM-IV und ICD-10 (für Demenzen und die Leichte Kognitive Beeinträchtigung), ferner eine Quantifizierung (dimensionaler Ansatz) der kognitiven Leistungsfähigkeit durch den SIDAM-Score (*SISCO*), der MMSE und den Hachinski-Score. Mit Hilfe des SIDAM ist eine gute Abgrenzung von kognitiv unauffällig zu *"Leichter Kognitiver Beeinträchtigung"* und zur Demenz hin möglich.

Das *SIDAM* hat sich national und auch beginnend international gut etabliert (Dykierek et al. 1998, Rösler 1998, Marder 1995, Fichter et al. 1995, Heun et al. 1998, Zaudig 1999).

▶ CIDI

Standardisierte Interviews wie das *"Composite International Diagnostic Interview"* von Robins et al. (1988) sind für die ICD-10 und DSM-IV bezogene Demenzdiagnostik ungeeignet. Lediglich die integrierte MMSE ist brauchbar.

> *Tipp für die Praxis*
> Im deutschsprachigen Raum hat sich das SIDAM durchgesetzt.
> - Es bietet einen Leitfaden zur Erhebung der klinischen Diagnose einer Demenz
> - Es beinhaltet die MMSE
> - Es beinhaltet eine ADL-Skala (activity of daily living)
> - Es erlaubt die operationalisierte Demenz-diagnose nach ICD-10 oder DSM-IV
> - Es ist einfach in der Handhabung
> - Es ist an Hilfskräfte delegierbar (zum großen Teil)

2.4.4. Kurze, einfache Tests zur Erfassung der kognitiven Leistungsfähigkeit im Alter

▶ MMSE

Prototyp ist die *Mini-Mental-State-Examination* von Folstein et al. (1975). Dieser etwa 5 -10 Minuten dauernde globale Screening-Test erfasst Orientierung, Merkfähigkeit, Konzentration, Reproduktion, Sprache, Auffassung, konstruktive Praxis und ist der wohl international am häufigsten benutzte globale Test zur Einschätzung der kognitiven Funktionsfähigkeit.

▶ SPMSQ, MSQ, IMC

Ähnlich globale kognitive Tests sind der *Short-Portable-Mental-Status-Questionaire* von Pfeiffer (1975) (Merkmalsbereiche: Information, Orientierung, Konzentration, Schreib- und Lesefähigkeit), der *MSQ (Mental-Status-Questionaire)* von Kahn et al. (1960) (Merkmalsbereiche: Orientierung, Informiertheit, Gedächtnis) sowie der *IMC-Test (Information-Memory-Concentration-Test)* von Blessed et al. (1968), der die Merkmalsbereiche Information, Orientierung, Gedächtnis und Konzentration umfasst.

▶ ADAS

Sehr verbreitet ist auch die *Alzheimer Disease Assessment Scale* von Rosen et al. (1984). Auch hier handelt es sich um eine klinisch relevante Testung der kognitiven Fähigkeiten. Die kognitive Subskala der ADAS (ADAS-COG) umfasst einen Bereich

von 0 (fehlerlos, gesund) bis 70 (keine richtige Antwort, sehr schwere Demenz). Dabei werden Leistungen in den Bereichen Gedächtnis, Orientierung, Aufmerksamkeit, Urteilsvermögen, Sprache und praktische Fähigkeiten überprüft. Die Progredienz einer Demenz kann z.B. am Zuwachs der Punkte pro Jahr gemessen werden, beispielsweise ergibt sich bei mittelschweren Demenzen durchschnittlich eine Punktevermehrung von 7-11 Punkten jährlich.

▶ BCRS

Einen anderen Ansatz verfolgt die *Brief Cognitive Rating Scale* (Reisberg et al. 1983). Hier werden 10 Bereiche auf einer 7stufigen Skala eingeschätzt. Die Skala wird unterteilt in 5 Hauptbereiche (Konzentration, Kurzzeitgedächtnis, Langzeitgedächtnis, Orientierung, Alltagskompetenz) und 5 Nebenbereiche (Sprache, Psychomotorik, Stimmung und Verhalten, konstruktive Zeichenfähigkeit und Rechenfähigkeit). Mit der BCRS lässt sich die Gesamtbeeinträchtigung dementer Patienten gut einschätzen. Der Test erfordert eine Untersuchungsdauer von 10-15 Minuten.

▶ SKT

In Deutschland hat sich der *Syndrom-Kurztest* (Erzigkeit 1977, 1989) sehr weit verbreitet. Es werden vor allem unmittelbares Behalten, Merkfähigkeit und Konzentration geprüft. Im SKT sind neun Subtests enthalten, mit denen Gedächtnis, Aufmerksamkeit und Informationsverarbeitungsgeschwindigkeit erfasst werden: Gegenstände benennen und unmittelbar reproduzieren, Symbole zählen, Interferenztestung, Zahlenlesen, Ordnen und Zurücklegen, Gegenstände reproduzieren und wiedererkennen.

▶ Nürnberger Altersinventar

Zur Erfassung des kognitiven Bereichs ist auch der kognitive Teil des Nürnbeger Altersinventars (Oswald und Fleischmann, 1980, 1990) geeignet. Die Besonderheit des NAI-COG besteht in der Kombination von vier Speedtests mit acht Gedächtnistests, die unmittelbares Behalten und Merkfähigkeit in verschiedenen Varianten prüfen.

▶ SISCO

Zu den kurzen globalen kognitiven Tests gehört auch der *SIDAM Score* von Zaudig et al. (1991), mit dem 10 kognitive Syndrome getestet werden (Orientiertheit, unmittelbare Wiedergabe, Kurzzeitgedächtnis, Langzeitgedächtnis, intellektuelle Leistungsfähigkeit, verbale rechnerische Fähigkeiten, Konstruktionsfähigkeit, Aphasie/Apraxie sowie ein Gesamt-Score für Gedächtnis und höhere kortikale Funktionen). Der SISCO ist Teil des SIDAM.

Darüber hinaus gibt es eine Unzahl anderer Kurztests, Übersichten finden sich in Lauter 1988, Zaudig 1995.

2.4.5. Schätzskalen zur Erfassung des Schweregrades dementieller Syndrome

Den Schweregrad eines Demenzsyndroms einschätzen zu können, ist vor allem wichtig für die Beurteilung von Verlauf, Prognose und Therapie sowie für wissenschaftliche Fragestellungen. So ist es von großem Vorteil, wenn leichte, mittlere und schwere Formen kognitiver Beeinträchtigung gut differenziert werden können.

> Warum Schweregradbestimmung ?
> - dient der Objektivierung des aktuellen Befundes
> - ermöglicht eine prognostische Einschätzung und Therapieplanung
> - verbessert die Verlaufskontrolle und Therapieüberwachung
> - verbessert die Gesprächsgrundlagen mit allen an der Behandlung Beteiligten
>
> Wie erfolgt die Schweregradbestimmung bei Demenz ?
> - auf der Grundlage klinisch-diagnostischer Kriterien (ICD-10)
> - **und** durch objektive Testverfahren wie z.B. die MMSE oder SISCO
> - sowie der GDS oder CDR

Einen großen Fortschritt stellte die Entwicklung der *Clinical Dementia Rating Scale (CDR)* von Hughes et al. (1982) sowie die *Global Deterioration Scale (GDS)* von Reisberg et al. (1982) dar. Beide Skalen erlauben eine Verständigung über die verschiedenen Ausprägungsgrade der Demenz und auch noch früherer Stadien. Die jeweiligen Kategorien sind klinisch gut beschrieben und erlauben dem erfahrenen Kliniker eine reliable Zuordnung des jeweiligen Schweregrades der kognitiven Beeinträchtigung.

Schweregrad-Skalen beinhalten immer eine Mischung aus kognitiven, ADL und Verhaltensitems.

▶ Clinical Dementia Rating (CDR)

Der Schweregrad eines dementiellen Syndroms wird nach *CDR* durch 6 verschiedene Bereiche beurteilt: Gedächtnis, Orientierung, Urteilsvermögen und Problemlösung, gesellschaftliche Ereignisse, Heim und Hobbies sowie persönliche Pflege. Jeder CDR-Wert entspricht einem spezifischen Schweregrad: CDR: 0 = gesund, kognitiv unauffällig; CDR: 0,5 = fragliche Demenz; CDR: 1 = leichte Demenz; CDR: 2 = mittelschwere Demenz; CDR: 3 = schwere Demenz. Jeder zugeordnete Zahlenwert wird spezifisch erläutert und beschrieben.

▶ Global Deterioration Scale (GDS)

Die GDS ist in 7 Schweregrade unterteilt: GDS 1 = Kein kognitiver Abbau; GDS 2 = Sehr leichter kognitiver Abbau (Vergesslichkeit); GDS 3 = Leichter kognitiver Abbau (AAMI: age associated memory impairment), schleichende, frühe Symptome einer später beginnenden Demenz); GDS 4 = Sichere Zeichen einer sehr frühen Demenz/leichte Demenz (deutlicher kognitiver Abbau); GDS 5 = Mittelschwerer kognitiver Abbau (leichte/mittelschwere Demenz); GDS 6 = Schwerer kognitiver Abbau (mittelschwere/schwere Demenz); GDS 7 = Sehr schwerer kognitiver Abbau (schwere Demenz).

Reisberg kommt aufgrund von Verlaufsstudien zu dem Schluss, dass die GDS-Stufe 3 einen Übergangsbereich von leichter kognitiver Beeinträchtigung zur Demenz darstellt (Reisberg et al. 1989).

2.4.6. Skalen zur Erfassung der psychosozialen Leistungsfähigkeit (ADL)

ADL-Skalen: Activities of Daily Living

Für die Demenzdiagnose ist eine Beurteilung der psychosozialen Leistungsfähigkeit entscheidend, da gerade dieser Bereich als Schweregradkriterium für das Bestehen einer Demenz gefordert wird (ICD-10, DSM-IV). Die einfachsten und gleichzeitig ältesten **ADL-Skalen** beurteilen basale Tätigkeiten wie Baden, Ankleiden, Beweglichkeit usw. Die am häufigsten verwandte ADL-Skala ist die von Katz et al. (1963). Dieser ADL-Skalen-Typ bezieht sich vorwiegend auf die körperliche Pflegebedürftigkeit und dem entsprechenden Grad der Selbständigkeit. Diese Skalen sind besonders brauchbar bei mittelschweren und schweren Demenzen.

Die **I-ADL-Skalen (Instrumental Activity of Daily Living)** umfassen komplexere Aktivitäten des Alltags, wie z.B. Telefonieren, Einkaufen, Regelung finanzieller Angelegenheiten usw.. Typische I-ADL-Skalen sind die von Lawton und Brody (1969) sowie die Altersbeobachtungsskala (**NAB**) von Oswald und Fleischmann (1980). Diese Skala ist im ambulanten Bereich ebenfalls einsetzbar und ist Bestandteil des Nürnberger Altersinventars (Oswald und Fleischmann 1990). Inzwischen wird auch häufiger die **Disability Assessment in Dementia Scale-DADS** (Gauthier et al. 1997) eingesetzt. Zur Beurteilung verschiedener ADL-Symptome und Freizeitaktivitäten wird eine Fremdanamnese erhoben. Ebenfalls häufiger eingesetzt wird das **Interview for Deterioration in Daily Living Acitivities in Dementia - IDDD** von Teunisse et al. (1991). Es handelt sich um eine sehr differenzierte ADL-Skala mit 33 Merkmalen. Die **BAYER ADL-Skala** (Hindmarch et al. 1998) umfasst 25 Items und ist auch sehr spezifisch und sensitiv in der Erfassung leichter kognitiver Beeinträchtigung, d.h. sehr früher Demenzstadien. Die besonders sensitiven Kategorien dieser Skala sind: Konversation, Erholung, Selbstfürsorge, Aktivitäten im Haushalt, allgemeine Aktivitäten, Medikation, Sozialverhalten, Telefonieren, Lesen, Organisation, Nahrungszubereitung, Reisen und Autofahren. Diese Items haben sich als besonders sensibel, gerade bei sehr frühen kognitiven Beeinträchtigungen erwiesen, das heißt z.B. bei Leichter Kognitiver Beeinträchtigung (☞ Kap. 5.).

> *Tipp für die Praxis*
> Am weitesten verbreitet haben sich die ADL-Skala z.B. von Lawton und Brody sowie die Altersbeobachtungsskala des Nürnberger Altersinventars.

2.4.7. Skalen zur Erfassung von Verhaltensauffälligkeit und psychischen Störungen (BPSD)

Behavioral and Psychological Symptoms of Dementia (BPSD)

Es gibt eine Reihe von Skalen, die psychiatrische, psychologische und Verhaltensvariablen bei der Demenz erfassen.

▶ BEHAVE-AD

Besonders durchgesetzt hat sich die *Behavioral Pathology in Alzheimer's Disease Rating Scale* (Reisberg et al. 1987). Das Instrument besteht aus 25 Merkmalen und erfasst Wahn, Sinnestäuschung, Psychomotorik, Feindseligkeit, Angst, Phobie, Schlafstörungen. An **übergeordneten Kategorien** beinhaltet die BEHAVE-AD: Wahn, Halluzination, Störungen der Aktivität, Aggressivität, Störung des Tag/Nacht-Rhythmus, affektive Störungen, Angst/Phobie (☞ Abb. 2.2).

▶ BRSD

1995 wurde von Tariot et al. die *Behavior Rating Scale for Dementia* publiziert. Diese Skala ist als semistrukturiertes Interview aufgebaut und beinhaltet 51 Merkmale. **8 übergeordnete Merkmalsbereiche** wurden definiert: Depressivität, Psychose, Verhaltensbeeinträchtigungen, Agitation, vegetative Symptome, Apathie, Aggression, Affektlabilität (☞ Abb. 2.2).

▶ BSSD

Eine weitere Skala ist die *Behavioral Syndromes Scale for Dementia* von Devanand et al. (1992). Hier werden 5 Faktoren definiert: Enthemmung (Agitation, Aggression, Umherwandern), Katastrophenreaktionen, Apathie/Gleichgültigkeit, "sun-downing" (Verwirrtheit ab Sonnenuntergang) und Negativismus.

▶ CMAI

Das *Cohen-Mansfield-Agitation-Inventory* klassifiziert die mit dem Begriff Agitation gefassten Verhaltensweisen: nichtaggressiv gefärbte **physische** Verhaltensweisen, nichtaggressiv gefärbte **verbale** Verhaltensweisen, **physisch-aggressive** Verhaltensweisen, **verbal-aggressive** Verhaltensweisen. Siehe auch Tab. 2.1 in Kap. 2.6.1. (Cohen-Mansfield et al. 1989).

▶ BEAM-D

Das *Behavioral und Emotional Acitivities Manifested in Dementia Scale* von Sinha et al. (1992) beinhaltet zwei Faktoren: nach außen gerichtetes Verhalten (Aggression, Zerstörungswut, Wandern usw.) und nach innen gerichtetes Verhalten (Depression, Wahn, Halluzination, Angst usw.).

▶ NPI

Das *Neuropsychiatric Inventory* (Cummings und Benson 1986) erfasst die Symptome/Syndrome Wahn, Halluzination, Dysphorie, Angst, Agitation/Aggression, Euphorie, Enthemmung, Irritierbarkeit/Labilität, Apathie und verändertes Bewegungsverhalten. Alle Symptome werden nach Frequenz und Schweregrad bewertet.

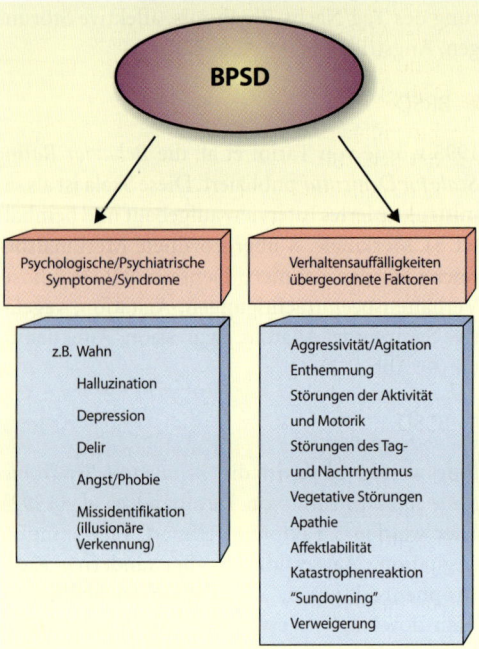

Abb. 2.2: Syndrome und übergeordnete Faktoren bei BPSD (Verhaltensauffälligkeit und psychische Symptome bei Demenz).

Übersichten finden sich in Finkel et al. (1998) sowie Zaudig (1996) (☞ Abb. 2.2). In Abb. 2.2 werden die wichtigsten Faktoren und übergeordneten Kriterien für Verhaltensauffälligkeiten und psychische Symptome dargestellt, die in den verschiedenen Erhebungsinstrumenten (s.o.) vorgegeben werden.

Wie in Abb. 2.2 gezeigt, gibt es eine Reihe übergeordneter Kategorien (Faktoren) für BPSD, die in den verschiedensten Skalen unterschiedlich gewichtet sind.

> *Tipp für die Praxis*
> Am weitesten verbreitet ist die BEHAVE-AD von Reisberg et al. (1987). Sie ist auch am einfachsten in der täglichen Routine.

2.4.8. Zusammenfassung

Aufgrund der hohen Differenziertheit der Instrumente zur Erhebung und Erfassung dementieller Syndrome ist es notwendig, eine Auswahl von Instrumenten zu treffen. Die folgende Auswahl der Erhebungsinstrumente beruht auf der Praktikabilität im Alltag, der wissenschaftlichen Akzeptanz und der leichten Anwendbarkeit auch bei schwerer erkrankten Patienten.

Wir empfehlen folgendes Vorgehen:

> *Tipp für die Praxis*
> - Eine ausführliche psychometrische Befunderhebung und Testung macht erst dann Sinn, wenn aus **klinischer Sicht** ein dementielles Syndrom, das die ICD-10 Kriterien für Demenz erfüllt, vorliegt
> - Falls dies zutrifft, empfiehlt sich zur Quantifizierung die MMSE oder der SIDAM-Score (SISCO)
> - Zur Einschätzung des Schweregrades haben sich die GDS oder der CDR gut etabliert
> - Zur Beurteilung der psychosozialen Leistungsfähigkeit ist die I-ADL Skala von Lawton und Brody sowie die Nürnberger Altersbeobachtungs-Skala - NAB sehr geeignet
> - Zur Erfassung der Verhaltensauffälligkeiten bei Dementen bewährte sich die BEHAVE-AD
>
> Es muss nochmals betont werden, dass der Einsatz von psychometrischen Verfahren nur im Rahmen einer ausführlichen Anamnese und Fremdanamnese sinnvoll ist.

Zur Erfassung der Vorstufen einer Demenz, z.B. der Leichten Kognitiven Beeinträchtigung muss von der Verwendung der MMSE dringend abgeraten werden, da das Instrument für diesen Bereich zu wenig differenzierungsfähig ist (siehe ausführlich auch die Beschreibung und Empfehlung in Kap. 5.).

2.5. Neuropsychologische Testung

Für alle kognitiven Leistungsbereiche gibt es spezifische neuropsychologische Tests, deren Indikation in einer detaillierten und differenzierten Beurteilung spezifischer Leistungs- und Funktionsstörungen auf dem Gebiet von Sprache, optisch-räumlichen Funktionen, Aufmerksamkeit, Konzeptbildung, Lernen und verschiedenen Gedächtnisbereichen liegt (Zaudig 1995, Rösler 1998, Kaschel 2001). Sie dienen als Grundlage diverser Trainings- und Rehabilitationsprogramme. Neuropsychologische Verfahren sind insbesondere geeignet zur Objektivierung einer leichten kognitiven Beeinträchtigung und leichter Formen von Demenz. Hier sind besonders die Bereiche Kurzzeitgedächtnis, optisch-räumliche Störungen, Konzeptbildung, Benennung, Informationsverarbeitungsgeschwindigkeit und Umstellungsvermögen wichtig (Ferris et al. 1989, Lauter 1988).

▶ Typische Tests

Intellektuell-kognitive Leistungsfähigkeit: *Hamburg Wechsler Intelligenz Test - HAWIE* (Wechsler 1964). Er ist normiert bis zu 80 Jahre, prüft die allgemeine Intelligenz.

Der *Mehrfach-Wahl-Wortschatz-Test (MWT-B)* von Lehrl (1977) ist ein Kurztest zur Erfassung der allgemein praemorbiden Intelligenz.

Für die Informationsverarbeitungsgeschwindigkeit bietet sich der *Zahlenverbindungstest (ZVT)* von Oswald und Fleischmann (1980, 1990, Oswald und Roth 1978) an.

Für die Testung des Gedächtnis sind der *Syndrom-Kurztest* von Erzigkeit (1977) sowie der *Benton-Test-Wahlform* (Benton 1981) geeignet. Ebenso das Zahlennachsprechen aus dem HAWIE.

Für die intellektuell-psychomotorische Leistungsfähigkeit ist der *Mosaik- und Zahlensymbol-Test (ZST)* aus dem HAWIE sehr geeignet (Wechsler 1964). Der *Mosaiktest (MT)* misst perzeptive, analytische und synthetische Fähigkeiten, der Zahlensymboltest prüft die visuelle Orientierung sowie die assoziative Beweglichkeit.

▶ Neuropsychologische Testbatterien

Diese erlauben eine sehr differenzierte Erhebung aller kognitiven Einschränkungen. Für einige solcher Verfahren bestehen bereits Normwerte in der Bevölkerung. Ein Versuch eine möglichst differenzierte Untersuchung mit gleichzeitig breitem Einsatzspektrum zur Verfügung zu stellen ist in der **CERAD-Batterie** (Welsh et al. 1994) zu sehen. Hier wird eine Auswahl besonders bewährter neuropsychologischer Verfahren eingesetzt.

> *Tipp für die Praxis*
>
> - Erst nach einem erfolgten psychometrischen **Screening** klinischer Art, z.B. SISCO oder MMSE, macht eine neuropsychologische Testung zur Spezifizierung besonderer Fähigkeiten und Defizite Sinn
> - Ein einfacher und kurze Gedächtnistests ist der Syndrom-Kurz-Test (SKT), zur Testung der intellektuellen und psychomotorischen Leistungsfähigkeit ist der Mosaik- und Zahlensymboltest aus dem HAWIE geeignet
> - Zur Erfassung der prämorbiden Intelligenz empfiehlt sich der Mehrfach-Wahl-Wortschatztest
> - Für die Informationsverarbeitungsgeschwindigkeit ist der Zahlenverbindungstest sehr geeignet
> - Für eine umfassende neuropsychologische Erhebung empfiehlt es sich eine entsprechende Testbatterie zu nehmen, z.B. die CERAD-Testbatterie (Welsh et al. 1994, Thalmann und Monsch 1997)

2.6. Psychische Störungen und Verhaltensauffälligkeiten bei Demenz (BPSD)

Behavioral and Psychological Symptoms of Dementia (BPSD)

Obwohl in der internationalen Klassifikation der Krankheiten-ICD 10 emotionale, soziale und Verhaltensauffälligkeiten als ein diagnostisches Charakteristikum der Demenz-Kriterien aufgeführt sind, wurden diese bis vor kurzem wissenschaftlich kaum in ihrer Bedeutung gewürdigt, obwohl sie in der Versorgung eine enorme Rolle spielen. Bei manchem Untersucher besteht die Einstellung, dass Demenzen, insbesondere Alzheimer Demenzen, hauptsächlich von kognitiven Einbußen gekennzeichnet sind. Inzwischen hat sich diese einseitige Betrachtung erheblich verändert. Klinik- und Praxisalltag ist, dass Demenzkranke nicht wegen kognitiver Störung zur stationären Behandlung eingewiesen werden, sondern wegen ausgeprägter und ambulant nicht beherrschbarer **Verhaltensauffälligkeiten**. Gerade die Angehörigen und direkten Bezugspersonen werden durch die **nicht-kognitive** Störung an die Grenze ihrer Belastbarkeit gebracht. Verhaltensauffälligkeiten- bzw. -störungen sind die hauptsächliche Ursache für eine vorzeitige Heimunterbringung.

Aus heutiger Sicht gibt es zwei wesentliche Symptombereiche bei der Diagnose der Demenz: die **kognitiven Symptome** und die **nichtkognitiven Symptome (BPSD)** (☞ Abb. 2.3).

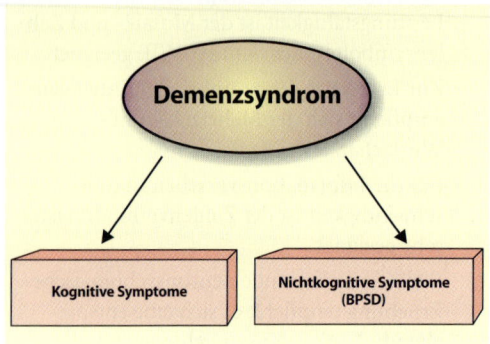

Abb. 2.3: Die Hauptsymptomgruppen der Demenz.

In der aktuellen wissenschaftlichen Nomenklatur werden psychische Störungen und Verhaltensauffälligkeiten auf der Grundlage eines dementiellen Geschehens gemäß den Ergebnissen eines Konsenustreffens der International Psychogeriatric Association (IPA) unter dem Begriff "**Behavioral and Psychological Symptoms of Dementia – BPSD**" zusammengefasst (Finkel et al. 1996, 1998). Hierunter fallen all jene Symptome einer gestörten Perzeption, Gedankenstörungen, Stimmungs- und Verhaltensauffälligkeiten, welche eine Demenz häufig begleiten.

Gemäß dem oben genannten **BPSD-Konzept** unterscheiden wir (☞Abb. 2.4):

• **Verhaltensauffälligkeiten** wie aggressives Verhalten, Agitation, Ruhelosigkeit, Umherwandern, Schreien, dauerhaftes Weinen sowie psychosozial inadäquate Verhaltensweisen einschließlich sexueller Enthemmung

• **Psychische (psychologisch/psychiatrisch) Symptome** wie Wahn, Halluzinationen, Depression, Angst

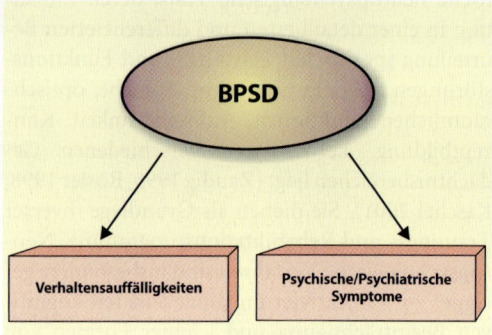

Abb. 2.4: Verhaltensauffälligkeit und psychische/psychiatrische Symptome bei Demenz (BPSD).

Luxenberg (1998) unterschied drei **Häufigkeitsgruppen:**

• **Häufige Symptome (Gruppe I)** wie Wahn, Halluzinationen, depressive Stimmung, Schlaflosigkeit, Angst, körperliche Aggressivität, Umherwandern, Ruhelosigkeit

• **Die Gruppe II** beinhaltet **weniger häufige Symptome** wie illusionäre Verkennung, Agitation, psychosozial inadäquates Verhalten, Enthemmung, Schreien und Hin- und Hergehen (pacing)

• **Gruppe III** enthält **seltenere Symptome** wie Antriebshemmung, stereotypes Fragen, andauerndes Weinen

Die Längsschnittuntersuchungen von Devanand et al. (1997a) weisen darauf hin, dass 64 % der untersuchten Patienten mit Alzheimer Demenz eine oder mehrere der psychischen Störungen und Verhaltensauffälligkeiten, wie sie oben genannt sind, aufweisen (reaktiv und/oder morbogen). Grundsätzlich können die genannten Verhaltensauffälligkeiten und Symptome in jeder Phase einer Demenz auftreten. In bestimmten Phasen des Erkrankungsverlaufes ergibt sich eine Häufung bestimmter Symptome. Die psychischen Symptome und Verhaltensauffälligkeiten sind jedoch nicht auf eine Alzheimer Demenz beschränkt, sie finden sich bei allen übrigen Formen der Demenzen in unterschiedlicher Häufigkeit und Ausprägung.

2.6.1. Verhaltensauffälligkeiten

▶ Agitation/Aggression

Unter dem Begriff **Agitation** fasst man jene verbalen, stimmlichen oder motorischen Aktivitäten zusammen, für die ein außenstehender Betrachter keinerlei Anlass sieht. Die Symptome lassen sich nicht allein im Zusammenhang mit einer Demenz erklären, sondern sind in Häufigkeit und Ausprägung durch psychologische und medizinische Faktoren sowie durch das soziokulturelle Umfeld (einschließlich Klinikumgebung) determiniert (Cohen-Mansfield et al. 1989, Cohen-Mansfield, 1996). Das **Cohen-Mansfield Agitation Inventory-CMAI** klassifiziert die mit dem Begriff **Agitation** gefassten Verhaltensweisen (☞ Tab. 2.1):

* Nichtaggressiv-gefärbte **physische** (motorische) Verhaltensweisen
  - Generelle Ruhelosigkeit
  - Repetitive Manierismen
  - Rücksichtsloses Verhalten
  - Unsachgemäßer Umgang mit Gegenständen
  - Verstecken von Gegenständen
  - Unangebrachte Kleidung/unangebrachtes Entkleiden
* Nichtaggressiv-gefärbte **verbale** Verhaltensweisen
  - Grundsätzlich ablehnende Haltung
  - Permanente Forderung nach Aufmerksamkeit, anklammernd
  - Jammern und Weinen
  - Repetitive Satzwiederholungen, stereotypes Fragen
* **Physisch** (motorisch)-aggressive Verhaltensweisen
  - Treten und Beißen
  - Stoßen
  - Schlagen
  - Kratzen
  - "Begrapschen" von Menschen und Dingen
* **Verbal-aggressive** Verhaltensweisen
  - Kreischen
  - Wutausbrüche
  - Fluchen
  - Lärmen

Tab. 2.1: Subtypen der Agitation.

▶ Drang zum Wandern

Unter diesem Begriff verbergen sich eine Reihe von Verhaltensweisen die besonders für Angehörige und Pflegende von Demenzpatienten extrem belastend sind. Die Häufigkeit der folgenden Symptome wird in der Literatur bis zu 50 % angegeben. Die Symptome im einzelnen sind:

* Die Patienten gehen **ziellos** umher
* Die Patienten wandern in **stereotyper** Weise nachts umher
* Die Patienten gehen in Heim und Garten sinnlosen und ineffektiven Tätigkeiten nach
* Die Patienten zeichnen sich durch einen nicht zu bremsenden Aktivitätsdrang aus
* Die Patienten verlassen ziellos das Haus auch gegen Widerstand
* Die Patienten sind sehr **anklammernd** in Anwesenheit der Pflegenden, verfolgen diese ständig bis hin zur Toilette

Patienten mit diesen Symptomen sind in der Regel in einem späten Stadium der Demenz.

▶ Enthemmung

In der Regel handelt es sich bei dieser Verhaltensstörung um sozial inadäquate Verhaltensweisen, z.B. Schreien, Euphorie, selbstzerstörerisches Verhalten, sexuelle Enthemmung.

▶ Panikreaktionen

Überwiegend handelt es sich dabei um unvermittelt einsetzende Stimmungsschwankungen, meist im Sinne von Schreck- oder Angstsymptomen. Die Häufigkeit von Panikreaktionen wird beispielsweise bei Alzheimer-Patienten im fortgeschrittenen Krankheitsstadium mit knapp 40 % angegeben. Häufig gehen den Panikreaktionen Misswahrnehmungen, Halluzinationen oder Wahnvorstellungen voraus. Nicht selten handelt es sich dabei auch um direkte Umwelteinflüsse und psychologische Faktoren.

▶ Anspruchshaltung

Sehr belastend für Pflegende ist eine von Demenzpatienten in repetitiver Weise vorgebrachte Anspruchshaltung im Sinne von inadäquaten Forderungen, die meist sehr perseverierend vorgebracht werden. Dies führt zu einer großen Belastung von Pflegenden mit entsprechenden Reaktionen.

▶ Inadäquate Situationserfassung und -bewältigung

Aufgrund der kognitiven Beeinträchtigungen sind Patienten häufig nicht in der Lage adäquat zu reagieren. Dies führt zu ablehnenden und unkooperativen Verhaltensweisen. Diese Symptome treten bei vaskulären Demenzen bereits in einem frühen Stadium auf, bei Alzheimer Demenz in späteren Stadien der Erkrankung.

2.6.2. Psychische bzw. psychiatrische Störungen

■ Wahn

Wahnvorstellungen treten bei bis zu 70 % aller Demenz-Patienten auf (Wragg et al. 1989, Burns 1996). Besonders häufig sind folgende Wahnvorstellungen:

▶ Wahn des Bestohlenwerdens

Dieser Wahn hat die Ursache in der Vergesslichkeit der Patienten, da die Patienten sich nicht erinnern, wo sie bestimmte Gegenstände abgelegt haben.

▶ Wahn betrogen zu werden

Dieser Wahn ist insbesondere für die Pflegenden besonders belastend, da sie häufig gepaart sind mit aggressivem Verhalten der Dementen.

▶ Wahn nicht in der eigenen Wohnung zu sein

Dieser Wahn kann besonders belastend sein insbesondere dann, wenn er Anlass zum Umherwandern der Patienten gibt.

▶ Wahn der Untreue/des Fremdgehens

Diese Wahnvorstellung der Untreue bzw. des Fremdgehens wird von Demenzpatienten nicht nur auf den Ehepartner, sondern auch auf pflegende Personen bezogen.

Häufig ist das Auftreten von Wahnvorstellungen ein Prädiktor für aggressive Verhaltensweisen. Etwa bei 80 % der Patienten mit physisch aggressiven Verhaltensweisen finden sich auch Wahnvorstellungen (Gilley et al. 1997).

■ Halluzinationen

Am häufigsten sind optische Halluzinationen, seltener die akustischen Halluzinationen im Sinne von Stimmenhören. Eher selten finden sich Halluzinationen, die den Geruchssinn oder das Berührungsempfinden betreffen. Die Alltagsaktivitäten sowie der Umgang mit Familienangehörigen oder Pflegenden können durch Halluzination empfindlich gestört werden, ihre Häufigkeit wird auf eine Größenordnung von bis zu 50 % insbesondere in mittleren Stadien der Demenz geschätzt (Wragg et al. 1989).

■ Illusionäre Verkennungen

Verkennungen treten bei Demenzpatienten aufgrund einer gestörten Wahrnehmung auf. Im Unterschied zu Halluzinationen haben sie häufig einen externen Auslöser (Burns 1996). Am häufigsten kommen vor: Die **Verkennung der eigenen Person** im Spiegelbild, Verkennung einer anderen Person, Verkennung eines fiktiven Ereignisses etwa im Fernsehen als real und die unzutreffende Annahme der Anwesenheit einer fremden Person im Haus.

■ Depression

Depressive Syndrome (s. a. Kap. 2.9.2.) finden sich insbesondere gehäuft im initialen Erkrankungsstadium der Demenz, wobei alterstypisch insbesondere somatische Klagen, Gewichtsverlust, Verlangsamung, Grübelneigung, Schlafstörung, Konzentrationsstörung und suizidales Verhalten zu finden sind (Zaudig 2001b). Nicht selten ist auch eine hypochondrische Färbung. Bei fortgeschrittener Demenz ist mangels Ausdrucksfähigkeit der Patienten die Diagnose depressiver Zustandsbilder besonders schwierig. Symptome wie Gewichtsverlust, Schlafstörung, Agitation oder sozialer Rückzug sind kaum von einer Demenz zu differenzieren. In bis zu 50 % aller Demenz-Patienten kommt es im Verlauf der Erkrankung zu irgendeinem Zeitpunkt oder wiederholt zu depressiver Stimmung bis hin zu schweren depressiven Syndromen. Als besondere **Risikofaktoren** gelten körperliche Krankheit und Behinderung, Tod des Ehepartners, psychosoziale Faktoren wie z.B. Verarmung, Isolation, Tod von Angehörigen, Umzug und die Verarbeitung der Demenz.

■ Angst

Angstzustände bei Demenz-Patienten beziehen sich häufig auf psychosoziale Faktoren wie Einsamkeit, Tod von Angehörigen, Verarmung, auf körperliche Krankheiten oder manifestieren sich als uncharakteristische Zukunftsängste. Angst im Rahmen von Wahnvorstellungen ist ebenfalls nicht selten.

■ Apathie

Apathische Syndrome, häufig auch schwierig abzugrenzen von depressiven Syndromen (☞ Kap.
2.9.2.), finden sich bei bis zu 50 % der Demenz-
Patienten vor allen Dingen in frühen und mittleren
Stadien der Erkrankung. Die Patienten interessie-
ren sich nicht mehr für die üblichen psychosozialen Aktivitäten, meiden soziale Kontakte und imponieren durch Amimie, Spracharmut, emotionale Verflachung und allgemeine Interesselosigkeit
(Burns et al. 1990).

2.6.3. Ätiologie der BPSD

Die Ursachen für BPSD sind vielfältig und lassen
sich am ehesten in drei ätiologische Kategorien
einteilen (Zaudig 1998):

• Neurobiologische Faktoren
• Psychologische Faktoren
• Soziale Faktoren

Unter den **neurobiologischen Faktoren** sind
Transmitterveränderungen (z.B. schwere cholinerge Störungen, erniedrigte Acetylcholintransfe-
raseaktivität) oder neuropathologische Veränderungen des Hirnmetabolismus. **Psychologische
und soziale Faktoren** sind z.B. besonders ein-
schneidende Veränderungen wie Umzug oder Ein-
lieferung ins Krankenhaus. Allein diese Veränderung im Leben bewirkt eine dramatische Zunahme
depressiver Syndrome bei dementen Patienten mit
einer erhöhten Suizidrate. Stress, Aggression und
Reizbarkeit der betreuenden Angehörigen können
ebenfalls zu verstärkter Reaktionsbildung bei dementen Patienten führen. Noch kaum untersucht
ist der Einfluss der Primärpersönlichkeit bei Dementen, auch hier wäre zu vermuten, dass sich dies
in bestimmten Verhaltensauffälligkeiten im Rahmen der pathoplastischen Veränderungen durch
Demenz zeigt. Nicht unwichtig erscheint auch die
Veränderung des Schlaf/Wach-Rhythmus bei dementen Patienten (Zaudig 1998).

Grundsätzlich sollte im Rahmen von BPSD immer
an andere zugrunde liegende **psychiatrische Störungen** gedacht werden, z. B. an delirante Zustände, Schmerzzustände, andere körperliche Erkrankungen, soziale Isolation, Unterstimulierung,
Überstimulierung, Hunger, Elektrolytentgleisun-
gen, Nebenwirkungen von Medikamenten (Patienten über 65 haben im Schnitt 4-9 verschiedene
Medikamente) und Zustand nach Trauma. Diese

Aufzählung ließe sich beliebig fortsetzen, dennoch
sollte zumindest an die o.g. Symptome bei Verhaltensauffälligkeiten gedacht werden.

> *Tipp für die Praxis*
> Die wesentlichen Faktoren für die Entstehung
> von Verhaltensauffälligkeiten bei Dementen
> sind:
> - Neurobiologische Faktoren
> - Psychologische Faktoren
> - Soziale Faktoren
>
> Unabhängig von der o.g. Kategorisierung soll-
> ten folgende Bereiche bei der Ätiologiesuche be-
> rücksichtigt werden:
> - Zugrundeliegende psychiatrische Störun-
>   gen, z. B. delirante Zustände, Depression
> - Schmerzzustände, körperliche Erkrankun-
>   gen (Multimorbidität!), soziale Isolation,
>   Zustand nach Trauma (z.B. Sturz), Neben-
>   wirkungen von Medikamenten

2.7. Anamnese

Auf eine genaue Erfassung der Biographie und der
aktuellen Lebenssituation wird in der Gerontopsychiatrie grundsätzlich besonderer Wert gelegt.
Auftreten, Verlauf und Inhalte der psychischen
Störung sollen vor diesem Hintergrund besser verstanden werden. Eine valide und zuverlässige Anamnese ermöglicht mit großer Wahrscheinlichkeit
eine korrekte Diagnose. Dies trifft auch für den älteren Menschen zu, ist aber besonders für diese Al-
tersgruppe schwieriger und zeitaufwendiger. Gerade ältere Menschen tun sich häufig schwer sich
richtig auszudrücken oder die Komplexität ihrer
Störung gezielt und eindeutig zu beschreiben.

▶ Fremdanamnese

Einen besonders wichtigen Platz in der Untersuchung nimmt auch das Einholen von Informationen durch Angehörige oder andere vertraute Bezugspersonen ein. Gerade kognitiv gestörte ältere
Patienten können den Arzt selten alleine aufsu-
chen, so dass es oft sinnvoll ist, sogar mit einer
Fremdanamnese zu beginnen. Die Erhebung der
Fremdanamnese ist auch wichtig zur Festlegung
des Ausgangsniveaus, d.h. der Einschätzung und
Beschreibung von prämorbiden Charaktereigen-
schaften, Intelligenzniveau und der Erhebung anderer psychischer und körperlicher Erkrankun-

gen. Häufig ist auch der Verlauf der Störung nur fremdanamnestisch zu gewinnen. Die Bewertung der Veränderung beim Patienten durch Dritte, meist durch Angehörige ist sehr wichtig, zumal der betroffene Patient gerade in den Anfangsstadien häufig dissimuliert – nicht zuletzt um Sozialprestige nicht zu verlieren – oder dazu nicht mehr in der Lage ist.

▶ Vorbefunde

Neben der Untersuchung des Patienten und Befragung von Angehörigen ist eine genaue Durchsicht früherer Krankenakten oder Arztberichte notwendig.

▶ Lebensumstände

Im einzelnen ist bei alten Menschen immer zu klären, wie seine derzeitigen Lebensumstände sind (Beruf/Rente, somatische und psychische Krankheiten, soziale Kontakte und Freizeitverhalten, Partnerschaft, Kinder, Wohnsituation (z.B. allein lebend), finanzielle Situation usw.). Nicht unwichtig ist auch das Einschätzen der prämorbiden Persönlichkeit, d.h. die individuelle Persönlichkeitsstruktur wie sie vor dem Beginn (prämorbid) einer psychischen Krankheit bestanden hat.

▶ Untersuchungssituation

In der Untersuchungssituation und Exploration älterer Menschen ist zu beachten, den Patienten die Geschwindigkeit und den Inhalt des Gespräches zunächst selbst bestimmen zu lassen. Alte Menschen brauchen länger, sind oft auch misstrauischer, müssen sich auch auf neue Situationen, wie eine Untersuchungssituation einstellen können. Eine optimistische Grundhaltung, die auch Perspektiven beinhalten soll, ist bedeutsam. Wichtig ist, die sensorischen und evtl. noch zusätzlich vorliegenden kognitiven Beeinträchtigungen des Patienten frühzeitig zu klären, z.B. Schwerhörigkeit, fehlendes oder schlecht sitzendes Gebiss, Verlangsamung der Informationsverarbeitungsgeschwindigkeit, motorische Verlangsamung, Umständlichkeit usw. Emotionales Einfühlen, Verständnis für die Ängste eines alten Menschen sind unerlässlich und erfordern auch eine entsprechende Erfahrung im Umgang mit alten Menschen. Gute Leitlinien zur Anamneseerhebung aber auch zur Erhebung des psychopathologischen Befundes finden sich im Manual zur Dokumentation gerontopsychiatrischer Befunde (Gutzmann et al. 1989).

▶ Typische Fragen zur Fremdanamnese bei Dementen

- Welche Veränderungen haben Sie in den letzten Wochen/Monaten bemerkt?
- Seit wann, bisheriger Verlauf?
- Wie änderte sich die Alltagskompetenz?
- Gibt es Verhaltensänderungen?
- Sozialverhalten (Rückzugstendenz)?
- Gedächtnis?
- Andere psychiatrische oder organische Erkrankungen?
- Orientierung?
- Medikamentenmissbrauch (neue Medikamente, zu viele Medikamente)?
- Compliance bei der Medikamenteneinnahme?
- Ernährungsverhalten? (Gewichtsabnahme, Elektrolytverlust, trockene Haut)
- Schlafverhalten (Tag/Nacht-Rhythmus, zu wenig Schlaf, zu viel Schlaf)?

Tipp für die Praxis: **Anamnese**
- Biografische Anamnese
- Krankheitsanamnese (frühere Erkrankungen, Verlauf)
- Fremdanamnestische Information (Angehörige) soweit möglich (unter Berücksichtigung der Vertrauenswürdigkeit und Verlässlichkeit der Angehörigen)
- Bei Vorliegen kognitiver Beeinträchtigung (z.B. Demenz) Einschätzung der prämorbiden Intelligenz
- Abklärung von Behinderung um Fehleinschätzungen zu vermeiden (Schwerhörigkeit, Sehprobleme, Gehschwierigkeit, schlecht sitzendes Gebiss usw.)

2.8. Diagnostik und Klassifikation der Demenz

Der starke Anstieg der Altenbevölkerung, insbesondere in den westlichen Industrienationen hat das Interesse an psychischen Krankheiten des höheren Lebensalters stark anwachsen lassen. Nach den kardiovaskulären und onkologischen Erkrankungen kommen die psychischen Störungen bei älteren Menschen am dritthäufigsten vor. Etwa 1/4 aller über 65-Jährigen weist eine behandlungsbedürftige psychische Störung auf. Hierbei dominieren neben der Depression, den Angststörungen und der Sucht (Alkoholabhängigkeit) vor allen Dingen die **dementiellen Syndrome** und die **"Leichte Kognitive Beeinträchtigung"** (Zaudig 1999, 2001b, Bickel 1997) (☞ Kap. 5.). Nur eine präzise, gut vergleichbare und valide klinische Diagnostik erlaubt die Erfassung der sehr unterschiedlichen psychischen Störungen im Alter. Die psychiatrische Diagnostik entwickelte sich seit den 60er Jahren zu einer hoch reliablen und validen Diagnostik. Dies ist um so bemerkenswerter, als noch bis Anfang der 80er Jahre psychiatrische klinische Diagnostik als sehr unreliabel galt und dies im ganz besonderen für die Diagnostik in der Gerontopsychiatrie.

Als Konsequenz wurden in den letzten zwei Jahrzehnten eine Reihe von Operationalisierungen psychiatrischer Diagnostik entwickelt. Mit DSM-III (APA 1980) (Diagnostisches und Statistisches Manual Psychischer Störungen, 3. Ausgabe) ist in den USA ein Klassifikationssystem eingeführt worden, das erstmals für die klinische Praxis eine formalisierte und operationalisierte Diagnostik verbindlich festlegte. Mit diesem Schritt hatte die American Psychiatric Association (APA) in der Diagnostik psychischer Störungen einen weitreichenden Wandel von traditionell kategorialen zu deskriptiv-kriterienbezogenen Vorgehen eingeleitet. DSM-III wurde 1987 durch eine revidierte Fassung abgelöst (DSM-III-R) und 1994 durch DSM-IV. Das Klassifikationssystem ICD-10 (Dilling et al. 1991, 1994) ähnelt in Aufbau und Konzeption stark dem DSM-System.

2.8.1. ICD-10

Die ICD-10, Kap. V (psychische, Verhaltens- und Entwicklungsstörungen) lässt mehrere Möglichkeiten der Diagnostik zu:

- Ausführliche klinische Beschreibungen von Krankheitsbildern, sogenannte *klinisch-diagnostische Leitlinien,* die auch beschreibenden Text beinhalten
- Eine Kurzfassung der diagnostischen Leitlinien sowie der klinischen Beschreibungen
- Sowie explizit formulierte *diagnostische Forschungskriterien (Diagnostic Criteria for Research - DCR)* ohne erklärenden Text

Für die Gerontopsychiatrie ist das ICD-10- Kapitel F 0 besonders wichtig (☞ Tab. 2.2). Störungen aus anderen ICD-10 Kapiteln kommen natürlich ebenfalls vor.

F 00	Demenz bei Alzheimerscher Erkrankung
F 01	Vaskuläre Demenz
F 02	Demenz bei andernorts klassifizierten Erkrankungen
F 03	Nicht näher bezeichnete Demenz
F 04	Organisches, amnestisches Syndrom, nicht durch Alkohol oder psychotrope Substanzen bedingt
F 05	Delir, nicht durch Alkohol oder psychotrope Substanzen bedingt
F 06	Andere psychische Störungen aufgrund einer Schädigung oder Funktionsstörung des Gehirns oder einer körperlichen Erkrankung
F 07	Persönlichkeits- und Verhaltensstörungen aufgrund einer Erkrankung, Schädigung oder Funktionsstörung des Gehirns
F 08	Nicht näher bezeichnete organische oder symptomatische psychische Störungen

Tab. 2.2: ICD-10 Kapitel F 0: Organische, einschliesslich symptomatische psychische Störungen.

1991 erschien die deutsche Ausgabe der ICD-10 (Diagnostische Leitlinien, Dilling et al. 1991), 1994 die DSM-IV (APA 1994). 1996 erschien die deutsche Ausgabe des DSM-IV (Saß et al. 1996a). Beide Klassifikationssysteme weisen im Bezug auf die allgemeinen Demenzkriterien Besonderheiten auf: In ICD-10 gibt es eine gesonderte Beschreibung des Demenzsyndroms mit eindeutigen Kriterien (☞ Tab. 2.3). In DSM-IV gibt es eigenständige allgemeine Demenzkriterien (Demenzsyndrom) nicht mehr, diese sind jedoch in die spezifische Diagnose, wie z.B. Demenz vom Alzheimer Typ integriert. Dennoch lässt sich ein allgemeines Demenzsyndrom auch in DSM-IV definieren und ableiten (☞ Abb. 2.5).

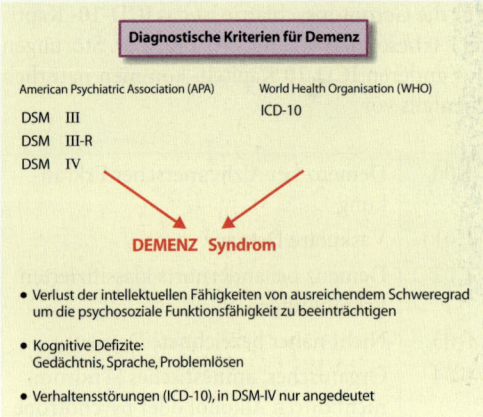

Abb. 2.5: Diagnostische Kriterien für Demenz.

▶ ICD-10 Diagnostische Leitlinien (Dilling et al. 1991) der Demenz

"Die wesentliche Voraussetzung ist der Nachweis einer Abnahme des Gedächtnisses und des Denkvermögens mit deutlicher Beeinträchtigung der Aktivitäten des täglichen Lebens. Die Störung des Gedächtnisses betrifft typischerweise Aufnahme, Speichern und Übergabe neuer Information. Früher gelerntes und vertrautes Material kann besonders in den späteren Stadien fast verloren gehen. Demenz ist mehr als eine Gedächtnisstörung. Es besteht auch eine Beeinträchtigung des Denkvermögens, der Fähigkeit zu vernünftigen Urteilen und eine Verminderung des Ideenflusses. Die Informationsverarbeitung ist beeinträchtigt. Für den Betreffenden wird es immer schwieriger, sich mehr als einem Stimulus gleichzeitig aufmerksam zuzuwenden, z.B. an einem Gespräch mit mehreren Personen teilzunehmen; der Wechsel der Aufmerksamkeit von einem Thema zum anderen ist erschwert (...). Für die zuverlässige klinische Diagnose einer Demenz müssen die erwähnten Symptomen und Störungen mindestens 6 Monate bestanden haben" (Dilling et al. 1991).

Nach ICD-10-DCR (Forschungskriterien) - (Dilling et al. 1994) wird das Demenz-Syndrom wie folgt definiert (☞ Tab. 2.3):

ICD-10 Forschungskriterien für Demenz	
Krit. G_1	Der Nachweis einer *Demenz* eines spezifischen **Schweregrades** erfordert das Vorhandensein jedes der nachfolgenden Kriterien:
$G_{1.1}$	*Gedächtnisbeeinträchtigung*
$G_{1.2}$	Nachlassen der *intellektuellen Fähigkeiten*
--	$G_{1.1}$ und $G_{1.2}$ verursachen eine objektiv nachweisbare Beeinträchtigung der alltäglichen Aktivitäten mit folgenden Schweregraden: leicht, mittel, schwer.
Krit. G_2	*keine Bewusstseinstrübung*
Krit. G_3	Verschlechterung der *emotionalen Kontrolle,* des *Sozialverhaltens* oder des *Antriebes/der Motivation*
Krit. G_4	$G_{1.1}$ und $G_{1.2}$ bestehen wenigstens *sechs* **Monate**

Tab. 2.3: ICD-10 Forschungskriterien Demenz (1994) (verkürzte Darstellung).

In den diagnostischen **Leitlinien** gibt es genaue Erläuterungen zu den einzelnen Kriterien der Demenz, wobei sich hier die wesentlichen Ebenen einer Demenzdiagnostik abbilden:

- Der **kognitive Bereich** (Kriterien G 1.1 und G 1.2)
- **Psychosoziale Beeinträchtigung** im Alltag (activity of daily living ADL/IADL)
- Die **Verhaltensebene** (Behavioral and Psychological Symptoms of Dementia - BPSD) (Finkel et al. 1998) (G 3)

Es könnten noch zwei weitere Beurteilungsebenen hinzugefügt werden: z.B. die **Zeitkriterien** (Kriterium G 4: in ICD-10 werden 6 Monate gefordert) und die **Belastung der Angehörigen**, die jedoch weder in ICD-10 noch DSM-IV erwähnt werden.

Das **ICD-10 Demenzsyndrom** ist Bestandteil verschiedener Krankheitsbilder (☞ Kap. 2.9.).

2.8.2. DSM-IV

In DSM-IV ist das allgemeine Demenzsyndrom in die spezifischen Krankheitsbilder (z.B. Demenz vom Alzheimer Typ) bereits integriert:

Kriterium	

A	Entwicklung multipler kognitiver Defizite die sich zeigen in:
	 1. einer Gedächtnisbeeinträchtigung
	 2. mindestens einer der folgenden kognitiven Störungen
	    a) Aphasie
	    b) Apraxie
	    c) Agnosie
	    d) Störung der Exekutivfunktionen

B	Jedes der kognitiven Defizite aus den Kriterien A 1 und A 2 verursacht in signifikanter Weise Beeinträchtigungen in psychosozialen und beruflichen Bereichen.
Zu diesen allgemeinen Demenzkriterien werden dann noch die spezifischen Kriterien z.B. für die Demenz vom Alzheimer Typ (AD) hinzugefügt (☞ Kap. 4.):	
C	Schleichender Beginn und progredienter kognitiver Abbau.
D	Ausschluss anderer organischer Störungen.
E	Ausschluss eines Delirs.
F	Ausschluss anderer Achse-I-Störungen.

Tab. 2.4: Demenz vom Alzheimer Typ (DSM-IV).

Bemerkenswert im Vergleich zu ICD-10 ist, dass die **psychosoziale Funktionsfähigkeit** als eigenständiges Kriterium definiert ist und die neurologischen Werkzeugstörungen ein größeres Gewicht haben, aber die Verhaltensstörungen nicht definiert sind. Sie können allerdings zusätzlich codiert werden, ohne dass beschrieben wird, was unter Verhaltensstörung verstanden wird. Im Vergleich zu ICD-10 fehlt also die Ebene der "**Behavioral and Psychological Symptoms of Dementia**". Allerdings können genau so wie in ICD-10 zusätzlich das Delir, der Wahn und die depressive Stimmung codiert werden (Zaudig 1996, Saß et al. 1996 a, Saß et al. 1996 b). Die **Verhaltensstörungen** der Demenz spielen zusehends auch eine große Rolle in der Forschung und sind von allergrößter Bedeutung in der alltäglichen Versorgung der mittelschweren und schweren Demenzen (Luxenberg 1998, Finkel et al. 1998) (☞ Kap. 2.6.).

2.9. Differentialdiagnose der Demenz

Ist das Demenzsyndrom psychopathologisch gesichert oder besteht der Verdacht auf das Vorliegen einer dementiellen Störung, muss die Differentialdiagnostik erfolgen. Diese ist sehr sinnvoll, da immerhin 1 % bis zu 10 % aller Demenzen **reversibel** oder **teilreversibel** sind und sich daher jeder Aufwand lohnt.

2.9.1. Sekundäre und primär degenerative Demenzen

Erster Schritt

Die erste Stufe (Schritt) der Differentialdiagnostik gilt den spezifischen Ursachen eines Demenzsyndroms (**sekundäre oder symptomatische Demenzen**). In der Regel handelt es sich um sekundäre cerebrale Erkrankungen als Folge chronischer, extracerebraler Organ- oder Systemerkrankungen, die zu einer chronischen metabolischen oder toxischen Hirnschädigung führen (☞ Tab. 2.5).

Die in Tab. 2.5 aufgelisteten Krankheiten können zu dementiellen Syndromen führen. Die **häufigsten sekundären Demenzen** sind sicher die vaskulär bedingten Demenzen, die Hypothyreose, die chronischen Folgen von Alkohol, wobei hier besonders zwischen einer alkoholbedingten Demenz und dem amnestischen Syndrom (Korsakow-Psychose) unterschieden werden muss. Ebenfalls zu beachten ist der **Normaldruckhydrocephalus.** Die Harninkontinenz ist ein Leitsymptom des Normaldruckhydrocephalus. Meist tritt sie zeitlich nach einer Gangapraxie auf (jedoch vor Beginn der Demenz) oder zumindest in den frühen Stadien einer Demenz. Neben der typischen Klinik ist eine strukturelle Bildgebung für die Diagnose entscheidend. Es zeigt sich eine hochgradige Ventrikelerweiterung bei verstrichenen Hirnwindungsfurchen.

Elektrolytstörungen sind gerade bei älteren dementen Patienten nicht selten, da diese zu wenig trinken. Folgen eines Sturzes sind ebenfalls differentialdiagnostisch abzuklären. Ebenfalls häufiger sind Hirntumoren mit entsprechender Demenzfolge sowie das chronische subdurale Hämatom.

Vaskuläre Demenz: Klinisch spricht eher für cerebrovaskuläre Ursachen ein zeitlicher Zusammenhang eines vaskulären Ereignisses (Minderdurchblutung eines Hirnareals oder cerebrale Blutung) mit Auftreten oder Verschlechterung der Demenz, daneben auch Hypertonus und andere internistische Befunde (☞ Kap. 4.2.).

- Metabolische Störungen/Endokrinopathien
  - Hypothyreose
  - Hyperthyreose
  - Hypoparathyreoidismus
  - Hyperparathyreoidismus
  - Chronische Hypoxie bei kardiologischen, pulmonologischen und hämatologischen Erkrankungen
  - Chronische Lebererkrankungen z.B. (Morbus Wilson)
  - Chronische Nierenerkrankungen
- Intoxikationen (chronisch)
  - Alkohol
  - Medikamente
  - Industriegifte (z.B. Blei)
- Infektionen (z. B. HIV, Lues)
- Prionerkrankungen (z. B. Creutzfeldt-Jakob-Erkrankung)
- Vitaminmangelkrankheiten
  - B_{12}-Mangel (perniziöse Anämie)
  - Folsäuremangel
  - B_1-Mangel
  - B_6-Mangel
- Elektrolytstörung
  - Hyponatriämie (z. B. diuretische Behandlung)
  - Hypernatriämie
- Vaskuläre Erkrankungen
  - Lupus erythematodes
  - Riesenzellarteriitis
  - Multiinfarkte
  - Morbus Binswanger
- Hirntumoren
- Chronisches subdurales Hämatom
- Kommunizierender Hydrocephalus (Normaldruckhydrocephalus)
- Encephalitiden
  - Progressive Paralyse
  - Tuberkulöse Meningoenzephalitis
  - Toxoplasmose

Tab. 2.5: Sekundäre (symptomatische) Demenzen (z.T. reversibel).

Bei vielen der o.g. Demenzen besteht, falls frühzeitig erkannt, durchaus die Chance auf **Reversibilität** oder zumindest Teilreversibilität der Demenz. Ein zumindest die häufigsten Demenzursachen beinhaltendes Laborscreening ist daher obligat.

Zweiter Schritt

In einem zweiten Schritt sollten die sogenannten **primär degenerativen Demenzen** und dabei die häufigste Form der Demenz, die Alzheimer Demenz (☞ Kap. 4.1.) abgeklärt werden. Da die Alzheimer Demenz eine **Ausschlussdiagnose** ist, müssen vorerst alle anderen spezifischen degenerativen Demenzen ausgeschlossen werden. Unter "spezifischer" degenerativer Demenz verstehen wir solche Demenzen, die sich klinisch, diagnostisch und auch durch technische Untersuchungen objektivieren lassen, z.B. Morbus Pick durch CCT oder die typische Klinik einer Demenz bei Chorea Huntington oder Lewy-Körperchen-Demenz. Gleiches gilt für die Demenz bei Morbus Parkinson, auch hier gibt es sehr spezifische nahezu pathognomonische Symptome. Dies gilt in diesem Maße nicht für die Alzheimer Demenz, diese kann daher erst dann (sicher) **klinisch** diagnostiziert werden, wenn alle anderen Demenzen ausgeschlossen wurden. Die häufigsten primär degenerativen Demenzen sind (☞ Tab. 2.6):

- Alzheimer Demenz
- Mischtyp von Alzheimer Demenz und Vaskulärer Demenz
- Demenz bei Morbus Parkinson
- Morbus Pick
- Demenz bei Chorea Huntington
- Lewy-Körperchen-Demenz
- Creutzfeld-Jakob-Krankheit

Tab. 2.6: Primär degenerative Demenzen.

▶ Demenz bei Parkinsonkrankheit

Fast immer entwickeln sich die motorischen Störungen vor der kognitiven Beeinträchtigung, es bestehen ausgeprägte Verlangsamungen sowohl motorischer als auch sprachlicher Art (Bradyphrenie), wie Tremor, uncharakteristische Schmerzen, Störungen der feinmotorischen Geschicklichkeit, Verminderung der Mimik und Gestik, weniger gut modulierte Sprache, nicht selten auch depressive

Syndrome. In fortgeschritteneren Stadien kommt es dann zu einer deutlichen Ausprägung der Hauptsymptome wie Akinese, Rigor und Tremor.

▶ Demenz bei Creutzfeld-Jakob-Krankheit

Das Vorhandensein von Myoklonien lässt differentialdiagnostisch an die Creutzfeld-Jakob-Krankheit denken. Sie verläuft jedoch erheblich rascher als die Alzheimer Krankheit, geht häufig mit Ataxie einher und weist ein typisches EEG-Bild auf.

▶ Lewy-Körperchen-Demenz

Im Vordergrund zeigen sich klinisch leichtgradige extrapyramidal-motorische Störungen, ausgeprägte Schwankungen der kognitiven Leistungen, häufig optische und auch akustische Halluzinationen und eine besondere Unverträglichkeit von Neuroleptika, die eine erhöhte Mortalität im Gefolge hat.

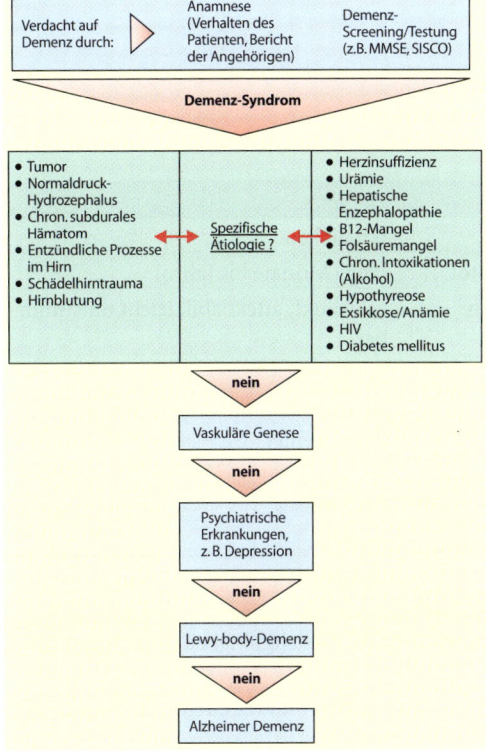

Abb. 2.6: Differentialdiagnose der Demenz.

Selbstverständlich müssen auch andere psychiatrische Störungen wie z.B. die Depression (siehe unten) differenziert werden.

> *Tipp für die Praxis*
> - Klärung ob ein Demenzsyndrom vorliegt
> - Falls ja, Abklärung ob spezifische Ätiologien im Sinne einer sekundären Demenz vorliegen(evtl. reversibel!) mit entsprechenden technischen Untersuchungen einschließlich Labor, z.B. bei Verdacht auf Hypothyreose TSH-Test
> - Ausschluss psychiatrischer Erkrankungen, z.B. depressiver Störungen
> - Ausschluss anderer primär degenerativer Erkrankungen, wie z.B. Lewy-Körperchen-Demenz oder Demenz bei Parkinson-Syndrom
>
> Erst wenn keine der o.g. differentialdiagnostischen Erwägungen zutreffen sollten, ist es legitim, **klinisch** von einer Alzheimer Demenz zu sprechen (☞ Abb. 2.6).

2.9.2. Depression und Demenz

In der Differentialdiagnose der Depression und Demenz sind folgende Kombinationsmöglichkeit besonders zu beachten (Zaudig 2001b):

- Es besteht sowohl die **Diagnose** einer depressiven Episode als auch einer Demenzerkrankung
- Es bestehen nur depressive **Symptome,** ohne dass die Diagnose einer Depression nach ICD-10 gestellt werden kann, sowie die Diagnose einer Demenzerkrankung (nicht selten tauchen vereinzelte Symptome, die an eine Depression denken lassen, im Rahmen einer Demenz auf). Diese Symptome z.B. depressive Verstimmung als Einzelsymptom im Rahmen einer Demenzerkrankung finden sich besonders häufig in frühen Stadien der Demenz
- Es bestehen depressive **Symptome** oder die **Diagnose** einer depressiven Episode als Prodromalsymptomatik einer Demenzerkrankung
- Es besteht eine ausgeprägte depressive Störung im Sinne einer **Diagnose** mit entsprechend schweren kognitiven Beeinträchtigungen (**Pseudodemenz**)

Die **Ursache depressiver Syndrome** oder Symptome im Alter sind außerordentlich vielfältig. Ihre Ursachen reichen von einer normalen, etwa durch Verlustereignisse ausgelösten Traurigkeit über depressive Begleitsymptome bei vorliegenden schweren körperlichen Krankheiten, bis zur vermutlich genetischen Ätiologie der bipolaren affektiven Störung. Weitere typische Ursachen für die Entwicklung der Depression sind die Angst vor Abnahme der geistigen und körperlichen Leistungsfähigkeit, Krankheits- und Zukunftsangst, Vereinsamung, Isolierung, Pflichtleere und Sinnentleerung. Nicht selten führt der Umzug in eine kleinere Wohnung oder der Eintritt in das Alters- oder Pflegeheim zu massiven depressiven Störungen, die nicht selten begleitet sind von kognitiver Symptomatik. Die Heterogenität der Ursachen für die Entstehung depressiver Symptomatik erschwert es sehr häufig eine entsprechend sichere Diagnose zu stellen, insbesondere im Hinblick auf die Differentialdiagnose zur Demenz (besonders der frühen Stadien der Demenz).

Diagnostisch hinweisend für Depressivität ist ein **auffälliges Klagen** über Gedächtnisschwund und Leistungsschwäche, häufig ist dieses Klagen begleitet von Angst und Traurigkeit, Hypochondrie, Pessimismus, Verzweiflung. Die Patienten beharren auf ihren vermeintlichen kognitiven Defiziten. Bei dementen Patienten dagegen wird das Gedächtnisdefizit eher bagatellisiert oder heruntergespielt. Typisch für depressive Syndrome ist eher akuter Beginn, depressive Patienten geben wesentlich häufiger "ich weiß nicht" – Antworten als demente, sie weisen auch kein durchgehendes Muster oder Beeinträchtigung kognitiver Fähigkeiten auf, sie sind gut orientiert, die affektive Symptomatik ist eher stabil, wohingegen Demente gewöhnlich in der Orientierung gestört sind (dies lässt sich häufig auch beobachten), in ihrer affektiven Symptomatik eher labil sind (Affektlabilität, Affektinkontinenz, stark schwankende Symptomatik). Die Depression im Alter ist insbesondere bei Männern häufig hypochondrisch gefärbt (☞ Tab. 2.7).

Zur Messung des Schweregrades der Depression haben sich der BDI (Beck-Depressions-Inventar, Beck 1978) und die Geriatric Depression Screening Scale von Yesavage et al. (1983) bewährt.

Sehr eingebürgert als Fremdbeurteilungsverfahren hinsichtlich depressiver Syndrome, auch im Alter, ist die Hamilton-Depression-Skala (Hamilton 1960).

Klinische Daten	Depression	Demenz
Beginn	akut (häufig)	schleichend
Dauer	relativ kurz (Wochen bis Monate)	lang (Monate bis Jahre)
Stimmung	Stimmung stabil, i.d.R. depressiv (wird berichtet)	schwankt, affektlabil, leicht umstimmbar
Orientierung	gut	Probleme
Intellektuelle Funktionen	viele Beschwerden; "Weiß-nicht"- Antworten	minimiert, rationalisiert oder bagatellisiert Fehler
Gedächtnisbeeinträchtigung	Kurz- und Langzeitgedächtnis unauffällig	vor allem im Bereich des Kurzzeitgedächtnisses
Konzentration	gestört	gestört
Selbstbild	Wertlosigkeit	normal
Begleitsymptome	Angst, Traurigkeit, hypochondrische Färbung, Schuldgefühle, Suizidalität, Pessimismus, Verzweiflung	Insomnie, keine Kooperation, Apathie, Gleichgültigkeit
Gründe für Konsultation	Eigeninitiative	wurde von Freunden oder Familie geschickt
Vorgeschichte	psychiatrische Vorgeschichte und/oder familiäre/persönliche Probleme	positive Familien-Anamnese nicht selten

Tab. 2.7: Anhaltspunkte zur Unterscheidung von Depression und Demenz.

Therapie dementieller Erkrankungen

3. Therapie dementieller Erkrankungen

Die Behandlung Demenzkranker ist stets sehr komplex. Ziele in der Behandlung sind nicht nur eine Linderung der Symptome und Beschwerden, sondern auch die möglichst lange Erhaltung der Selbständigkeit der Erkrankten bei allen Verrichtungen des täglichen Lebens und Entlastung der Betreuenden.

Grundsätzliche Ziele der Behandlung Dementer sollten daher sein:

- Verbesserung der Lebensqualität der Erkrankten **und** der pflegenden Angehörigen
- Förderung verbliebener Fähigkeiten und Möglichkeiten
- Erhaltung und Stärkung von Selbstbestimmung und Autonomie im Sinne des Kompetenzerhaltes
- Soziale Integration
- Aktivierung ohne Überforderung
- Stabilisierung oder Verbesserung der kognitiven Leistungen, der nichtkognitiven Leistungen (BPSD) und Aktivitäten des täglichen Lebens
- Schutz der pflegenden Angehörigen vor physischer und psychischer Überforderung (Beratung, Betreuung, Gruppenarbeit) (☞ Kap. 6.)

Nach Kurz (2000) sind die wesentlichen Ziele der Demenztherapie: Prävention der Demenz (z.B. Vorbeugung gegen Hirninfarkte durch Hypertonietherapie oder frühzeitige Behandlung des Diabetes mellitus), Behandlung der Ursache der Demenz (z.B. Thyroxinsubstitution bei Hypothyreose), Beeinflussung pathogenetischer Mechanismen (z.B. cholinerge Substitution bei Alzheimer Krankheit), Behandlung von Begleitsymptomen (z.B. Antidepressivatherapie), Behandlung von Sekundärfaktoren (z.B. Ausgleich von Hör- und Sehminderung), Hilfe bei der Krankheitsbewältigung (z.B. kognitive Aktivierung, Erinnerungstherapie), Unterstützung der Familie (z.B. Beratung der Angehörigen), Milieugestaltung (z.B. Wohnungsanpassung).

Die **wesentlichen Bestandteile einer komplexen Demenztherapie** sind:

- Pharmakotherapie
  - Nootropika/Antidementiva
  - Psychopharmakotherapie nichtkognitiver Verhaltensstörungen
  - Internistische Basistherapie
- Verhaltenstherapie
  - Selbständigkeits- und Selbsthilfetraining
  - Gedächtnistraining
  - Realitäts-Orientierungs-Training (ROT)
  - Wahrnehmungstraining
  - Psychotherapeutische Betreuung des Patienten und der Angehörigen
  - Anleitung von Selbsthilfegruppen
- Einbeziehung von Angehörigen/Betreuern
- Vermittlung psychosozialer Hilfen
- Adäquate körperliche Aktivierung und Bewegungstherapie

Der Demenzkranke ist in der Regel nicht der Initiator seiner Behandlung, er wird nicht selten widerstrebend vom **Angehörigen** zum Arzt gebracht. Durch sie wird die Behandlung in Gang gehalten und auf ihren Erfolg hin bewertet. Das besondere bei der Behandlung Demenzkranker ist also nicht die typische Arzt/Patienten-Beziehung alleine, sondern in der Regel auch der Einbezug von Angehörigen. Im Verlauf der Erkrankung erweitert sich die "**therapeutische Triade**" häufig um Einrichtungen der ambulanten, teilstationären oder stationären Krankenversorgung (Kurz 2000). Die Demenz hat nicht nur eine Beeinträchtigung der kognitiven Leistungen, eine Abnahme der Alltagsbewältigung und das Auftreten von Verhaltensauffälligkeiten zur Folge, eine Demenz kann auch die familiären Strukturen völlig auf den Kopf stellen, indem die pflegenden Angehörigen in eine soziale Isolation geraten, konfrontiert werden mit rechtlichen und finanziellen Fragen, die wiederum schwere Entscheidungen abverlangen. Behandlung heißt also auch die Angehörigen anzuhören, sie zu beraten, zu stützen und bei schwierigen Entscheidungen finanzieller und rechtlicher Art weiterzuhelfen.

- Aufgrund der Vielfalt der medizinischen, psychologischen, sozialen, organisatorischen, rechtlichen und technischen Probleme die eine Demenz mit sich bringt, ergibt es sich von selbst, dass Demenzbehandlung stets **interdisziplinär** und multimodal sein muss

- Es gibt unterschiedliche Ziele und Erwartungen der Demenztherapie. Bei der Mehrzahl der Demenzkranken muss sich die Therapie gegenwärtig noch darauf beschränken, die Folgen der oft chronischen Hirnveränderung auf die kognitive Leistungsfähigkeit, Alltagsbewältigung und Verhaltensstörung abzumildern. Es stellt heutzutage einen großen Therapieerfolg dar, wenn die Krankheit in ihrer Progredienz verlangsamt wird. Letztlich besteht das derzeit noch in Entwicklung befindliche Ziel einer Demenztherapie darin, bei den häufigsten Demenzformen Ursachen und pathogenetische Mechanismen aber auch Risikofaktoren und protektive Einflüsse weit genug zu entschlüsseln um mit gezielten Interventionen das Entstehen einer Demenz erheblich hinauszuzögern oder sogar völlig zu unterbinden (Kurz 2000)

- Einen besonderen Stellenwert gerade in der häuslichen Pflege, haben die unspezifischen Begleitsymptome einer Demenz (BPSD). Dazu zählen Verhaltensauffälligkeiten wie Unruhe, Apathie, Aggressivität, Depression, Veränderung des Schlaf-Wach-Rhythmus. Sie tragen erheblich zur Belastung der pflegenden Familienmitglieder bei und werden von diesen im Rahmen der Pflege als wichtiger bewertet als die kognitiven Defizite. Die oben genannten nichtkognitiven Symptome oder "psychischen Symptome und Verhaltensauffälligkeiten der Demenz" ("behavioral and psychological symptoms of dementia" - BPSD) geben nicht selten den Anstoß für die Unterbringung des Patienten in einem Pflegeheim. Die neue Generation atypischer Neuroleptika wie z.B. Risperidon und die selektivserotonergen Antidepressiva (SSRI) haben die Palette der pharmakologischen Therapiemöglichkeiten für die BPSD-Begleitsymptome erheblich erweitert. Auch die nebenwirkungsärmeren Medikamente sollten erst dann zur Anwendung kommen, wenn andere Formen der Therapie erfolglos geblieben sind. Die Möglichkeiten der Verhaltensmodifikation bei De-

menzkranken sind noch viel zu wenig bekannt oder werden nicht beachtet

- Nicht unterschätzt werden sollte auch die **Multimorbidität** alter und insbesondere auch dementer Patienten. Körperliche Krankheiten, Behinderungen, Nebenwirkungen anderer pharmakotherapeutischer Interventionen beeinflussen ebenfalls den Gesamtzustand und insgesamt den Gesundheitszustand des Patienten. Diese müssen dringend bedacht werden und komplizieren jegliche Therapie Demenzerkrankter zusätzlich

Tipp für die Praxis
Die Therapie der Demenz setzt sich immer aus mehreren Bestandteilen zusammen, die in den einzelnen Therapieabschnitten unterschiedlich miteinander kombiniert und akzentuiert werden müssen:
- Pharmakotherapie kognitiver Symptome
- Pharmakotherapie nichtkognitiver Symptome (BPSD)
- Internistische Basistherapie
- Kognitives Training, Verhaltenstherapie
- Psychosoziale Betreuung und Integration
- Beratung und Betreuung der Bezugsperson (z.B. Angehörige)

3.1. Nootropika

Nootropika sind Arzneimittel, die beanspruchen, die *kognitiven Funktionen* wie Auffassung, Lern-, Gedächtnis-, Denk- und Konzentrationsfähigkeit zu verbessern. Nootropika sind also Arzneistoffe, die auf den Verstand wirken (ernähren) sollen (noos = Verstand, tropein = ernähren).

Nootropika sind weder chemisch noch nach dem Wirkprofil auf pharmakologischer Ebene eine einheitliche Substanzgruppe. Die unterschiedlichsten Wirkmechanismen liegen vor: u.a. Radikalfängereigenschaften, Verbesserung der energetischen Prozesse im ZNS, Kalziumantagonismus, Glutamatagonismus, Cholinesterasehemmung. Da viele Nootropika ein komplexes Wirkungsspektrum aufweisen, ist eine Einteilung nach dem Wirkmechanismus äußerst problematisch. Traditionelle Nootropika wurden auf der Basis eines heute nicht mehr befriedigenden methodologischen Standards entwickelt. In diesem Kontext ist noch zu bemerken, dass die klassischen Nootropika größtenteils in der weitergefassten Indikation "hirnorganisches Psychosyndrom" bzw. "Hirnleistungsstörung" untersucht wurden und nicht in der enger definierten Diagnose "Demenz" nach ICD-10 oder DSM-IV. Nootropika zeigen nicht selten auch Effekte auf hirnorganisch bedingte Veränderungen im affektiv-emotionalen Bereich, d.h. auch bei gravierenderen Verhaltensstörungen wie sie im Rahmen späterer Stadien der Demenz oft zu finden sind.

Unter besonderer Berücksichtigung der neuen Gruppe der Antidementiva ergibt sich für die **Nootropika** die folgende aktuelle Situation:

> Die klinische Wirksamkeit der schon seit langem in Deutschland eingeführten Nootropika wie z.B. Piracetam, Nicergolin, Pyritinol, Nimodipin und Dihydroergotoxin ist bei der Alzheimer Demenz (AD) gut belegt, so dass diese Präparate vom Bundesinstitut für Arzneimittel und Medizinprodukte (BfArM) im Rahmen der Aufbereitung positiv monographiert wurden und nach dem Arzneimittelgesetz zugelassen sind (Arzneimittelkommission der Deutschen Ärzteschaft 1997).

Das **Hauptindikationsgebiet der Nootropika** sind kognitive Störungen im Rahmen hirnorganischer Psychosyndrome und Hirnleistungsstörungen bzw. dementieller Erkrankungen (Padberg et al. 2000, Möller, Hampel, Padberg 2001). Behandlungsziel im einzelnen ist die Besserung der kognitiven Symptomatik mit daraus folgender Verminderung der Beeinträchtigung im alltäglichen Leben (ADL) sowie auch die Veränderung (Verzögerung) der Krankheitsprogression über längere Zeit. Für letzteres Ziel liegen jedoch in diesem Bereich noch keine gesicherten Wirksamkeitsnachweise vor. Derzeit steht also die symptomatische Besserung im Vordergrund. Dies beinhaltet auch eine Verbesserung der Verhaltensauffälligkeiten (BPSD), d.h. der Stimmung, Befindlichkeit, Vigilanz, Antrieb, Spontaneität und Reaktivität. Gerade von Angehörigen wird oftmals der Effekt auf die Verhaltensstörungen als bedeutsam beschrieben, weil dadurch der Patient leichter zu führen ist und sich besser in den Alltag integrieren lässt.

3.1.1. Dihydroergotoxin (Codergocrinmesilat)

Dihydroergotoxin (Codergocrinmesilat) gehört zu den in der Gerontopsychiatrie am besten untersuchten Mitteln; es wird ein geringer, aber konsistenter Therapieeffekt bei Hirnleistungsstörungen/hirnorganischen Psychosyndromen angenommen, der sich nach neun bis zwölf Wochen einstellt. Dihydroergotoxin wurde in mehr als 150 Studien untersucht und ist bereits seit ca. 40 Jahren verfügbar.

► Wirkmechanismus

- Komplexe Wirkung auf verschiedene Neurotransmitter, insbesondere agonistische Effekte auf das cholinerge und dopaminerge System

► Indikation

- Hirnleistungsstörung/hirnorganisches Psychosyndrom unterschiedlicher Genese

3.1.2. Piracetam

Piracetam ist ein zyklisches GABA-Derivat. Es scheint zu einem Anstieg der Aufmerksamkeit, der motorischen Leistung und Verbesserung des Gedächtnisses zu kommen. Bei gesunden Versuchspersonen verbesserte Piracetam das Lernvermögen, die Aufmerksamkeit, die motorische Leistung und auch eine Verbesserung des Gedächtnisses wurde festgestellt. Unter der Gabe sehr hoher Dosen (8 g pro Tag) zeigte Piracetam im Verlauf über 1 Jahr eine Verlangsamung der Krankheitsprogression bei Patienten mit Alzheimer Demenz (Padberg et al. 2000).

► Wirkmechanismus

- Erhöhung der cholinergen Transmission im Gehirn

- Steigerung der Vigilanz

► Indikation

- Hirnleistungsstörung/hirnorganisches Psychosyndrom unterschiedlicher Genese, AD

3.1.3. Pyritinol

Pyritinol ist zwar von seiner chemischen Struktur her mit Pyridoxin (Vitamin B6) verwandt, hat aber keine Vitamineigenschaften. Auch hier konnte eine erhöhte psychomotorische Leistung und ein verbessertes Kurzzeitgedächtnis nachgewiesen werden, allerdings nur an gesunden Probanden. Pyritinol erhöht die Hypoxie-Toleranz und den cerebralen Glukoseumsatz.

▶ Wirkmechanismus

- Aktivierung verschiedener Stoffwechselprozesse im Gehirn (vorwiegend cholinerges System und Energiestoffwechsel)
- Steigerung der Vigilanz

▶ Indikation

- Hirnleistungsstörung/hirnorganisches Psychosyndrom unterschiedlicher Genese

3.1.4. Nicergolin

Nicergolin wirkt vasodilatatorisch. Neben der vasodilatatorischen Komponente scheint ein komplexerer Wirkmechanismus zugrunde zu liegen, z. B. Alpha-Rezeptor-Blockade, dadurch Reduktion des zentralen Gefäßwiderstandes. Auch für Nicergolin konnte über einen Zeitraum von 12 Monaten eine Stabilisierung der kognitiven Symptome und Verhaltensauffälligkeiten nachgewiesen werden (Padberg et al. 2000).

▶ Wirkmechanismus

- Alpha-Rezeptor-Blockade

▶ Indikation

- Hirnleistungsstörung/hirnorganisches Psychosyndrom unterschiedlicher Genese

3.1.5. Nimodipin

Die Calciumhomöostase spielt eine bedeutende Rolle bei der Alterung von Neuronen. Eine noch nicht bewiesene Hypothese zur Entstehung der Alzheimer'schen Krankheit lautet, dass primär die Calciumhomöostase gestört sei, was zu einer gesteigerten Proteolyse der Beta-A4-Proteine führt. Dadurch reichert sich im Neuron Amyloid an, das nun seinerseits die Regulation der Calciumhomöostase stört, ein circulus vitiosus wird in Gang gesetzt. Calciumantagonisten wie das Nimodipin hemmen den Influx von Calcium-Ionen über die spannungsabhängigen Calcium-Kanäle, damit wirkt Nimodipin auf verschiedenen Ebenen. Einerseits werden die Nervenzellen direkt geschützt, zum anderen wird die Durchblutung gefördert. Steal-Phänomene wurden bisher nicht beobachtet. Nimodipin ist auch zugelassen für die Prophylaxe und Behandlung neurologischer Ausfälle bei Patienten nach Subarachnoidalblutungen (mit Vasospasmen).

In einer großen Studie in England wurde bei Patienten mit Subarachnoidalblutungen nachgewiesen, dass durch die Nimodipin-Behandlung sich die Zahl der Hirninfarkte und Todesfälle signifikant verminderte (Kanowski et al. 1989; Fischhoff et al. 1989; Tobares et al. 1989; Baumel et al. 1989). Mit *Nimodipin* wurden eine Reihe anderer Kalziumantagonisten - zum Teil schon früher - entwickelt. Grundsätzlich hemmen Kalziumantagonisten den Influx von Calcium durch die spannungsabhängigen (ROCC) Calciumkanäle. Es sind eine Reihe von Kalziumantagonisten im Handel.

Die meisten Kalziumantagonisten sind jedoch nicht lipophil und wirken daher nur im peripheren Bereich. Nimodipin ist wirksam in der Behandlung von Hirnleistungsstörungen und mittelgradigen dementiellen Syndromen (zur Differentialindikation unterschiedlicher Kalziumantagonisten ☞ Kap. 3.6.2).

▶ Wirkmechanismus

- Durch Kalziumantagonismus Verbesserung der Stabilität und Funktionsfähigkeit von Neuronen
- Cerebrale Gefäßdilatation und Durchblutungsförderung

▶ Indikation

- Hirnleistungsstörung/hirnorganisches Psychosyndrom unterschiedlicher Genese, AD

3.1.6. Andere Nootropika

Es gibt noch eine Reihe anderer Nootropika mit vornehmlich vasodilatatorischer Wirkung wie Naphtidrophoryl, Vincamin und Xantinolnikotinat.

3.1.7. Vitamin E

Vitamin E ist physiologisch in der Lage, ein "Radikalfänger" zu sein. Die Idee, dass Sauerstoff-Radikale am Alterungsprozess der Zellen beteiligt sind und das Vitamin E dem entgegenwirken könnte, veranlasste Millionen von Amerikanern, aber auch Europäern dazu, in hohen Dosen dieses Vitamin einzunehmen. Weitere klare therapeutische Ansätze sind derzeit in diesem Bereich noch nicht in Sicht.

3.2. Antidementiva

Neuroprotektive Pharmaka mit spezifischen Effekten bei Alzheimer Demenz definiert nach ICD-10/DSM-III-R/DSM-IV

Den heutzutage verfügbaren **antidementiven Behandlungsansätzen**, die insbesondere für die Behandlung der Alzheimer Demenz entwickelt wurden, liegen verschiedene Konzepte zugrunde:

> Konzepte der Antidementivabehandlung bei Demenz (nach Padberg et al. 2000, Möller, Hampel, Padberg 2001):
>
> - Krankheitsprävention: Beispiele für präventive Therapieansätze sind die Behandlung vaskulärer Risikofaktoren bei vaskulärer Demenz, die Östrogensubstitution nach der Menopause oder die Behandlung mit nichtsteroidalen, antiinflammatorischen Substanzen bei der Alzheimer Demenz
> - Neuroprotektion: Eine Verlangsamung der neuronalen Degeneration soll durch den Einsatz von Antioxidanzien, Kalziumkanalblockern, NMDA-Rezeptor-Antagonisten u.a. erreicht werden
> - Neuroregeneration: Neurotrophe Substanzen sollen die Ausbildung intakter Synapsen bzw. differenzierter Nervenzellen in Arealen neuronalen Untergangs bewirken
> - Transmittersubstitution: Durch neuronale Degeneration entstandene Transmitterdefizite werden durch Substitution der entsprechenden Neurotransmitter kompensiert. Beispiel hierfür sind die Substitution von L-Dopa bei Morbus Parkinson sowie cholinerge und monoaminerge Strategien bei der Alzeimer Demenz

Von den oben genannten Konzepten steht heute in der Pharmakotherapie die **Transmittersubstitution im Vordergrund.**

Der Antidementivaentwicklung zugrunde lag die Einführung operationalisierter Diagnosekriterien (ICD-10/DSM-IV) für verschiedene dementielle Erkrankungen (insbes. AD), die Entwicklung zusätzlicher präziser diagnostischer Verfahren als auch der methodische Fortschritt bei Antidementiva-Prüfungen. Die Pharmakotherapie der Demenz vollzog in den letzten Jahren eine Entwick-

lung von der unspezifischen Behandlung einer "Hirnleistungsstörung/hirnorganischem Psychosyndrom" zu einer differenzierten diagnosebezogenen Therapie dementieller Erkrankungen nach ICD-10/DSM-IV.

▶ Substanzen, die das *cholinerge System aktivieren*

Derzeit gibt es viele überzeugende Belege dafür, dass das cholinerge Transmittersystem der Hirnrinde und des *Hippokampus* für Lern- und Gedächtnisleistungen eine sehr große Rolle spielt. Bei der AD und der "Leichten Kognitiven Beeinträchtigung" als Vorstufe der AD ist ein Defizit des cholinergen Systems nachweisbar, insbesondere besteht ein Mangel an Acetylcholintransferase, ein das Acetylcholin synthetisierendes Enzym. Pharmakologisch geht man davon aus, dass eine Verbesserung der cholinergen Transmission zu einem deutlichen therapeutischen Effekt führen kann. Im wesentlichen werden vier verschiedene Wege eingeschlagen, um die Aktivierung des cholinergen Systems zu bewirken:

- Stimulation der m-Cholinozeptoren durch direkt wirkende Cholinergika
- Hemmung der Acetylcholinesterase
- Steigerung der Acetylcholinsynthese durch Präkursoren wie Cholin oder Lecithin
- Erhöhung der m-Cholinozeptorendichte

Die *Stimulation der zentralen Acetylcholin-Rezeptoren* durch direkt wirkende Cholinergika erwies sich bisher als sehr problematisch infolge der stark ausgeprägten Nebenwirkungen.

Bessere Ergebnisse (im Tierversuch) wurden mit *Acetylcholinesterase-Hemmstoffen* wie Physiostigmin erzielt. Mit Physiostigmin in optimaler Dosierung wurde eine sehr gute Verbesserung von Lern- und Gedächtnisleistung nachgewiesen. Die Effekte waren statistisch signifikant.

Neuere Substanzen sind Tacrin, Rivastigmin und Donepezil. Tacrin, Rivastigmin und Donepezil gehören zur Gruppe der Antidementiva, d.h. sie sind spezifisch für leichte und mittelschwere Alzheimer **Demenzen** Typ (AD) (definiert nach ICD-10/DSM-IV) zugelassen. Die Zulassung bezieht sich jedoch nicht auf Vorstufen der Demenz, z.B. Leichte Kognitive Beeinträchtigung (Zaudig 1999).

3.2.1. Tacrin

Der AChE-Hemmer Tacrin ist seit 1995 in Deutschland zugelassen. Die Wirksamkeit von Tacrin konnte in mehreren großen klinischen Prüfungen nachgewiesen werden (Möller 1996). Es ist besonders geeignet zur Behandlung leichter bis mittelschwerer Demenzen vom Alzheimer-Typ. Bei Patienten mit Einstellung auf Tacrin von mehr als 80 mg pro Tag wurde die Aufnahme in eine Pflegeheim wesentlich seltener erforderlich als bei Patienten, die eine niedrige Dosierung erhielten. Problematisch bei Tacrin ist insbesondere die Hepatotoxizität. Bei mehr als 50 % der behandelten Patienten wurde diese beobachtet. Insgesamt ist das Spektrum der Nebenwirkungen sehr groß.

▶ Wirkmechanismus

• Durch reversible Cholinesterasehemmung Ausgleich des bei AD bestehenden Acetylcholinmangels

▶ Indikation

• Leichte bis mittelschwere Alzheimer Demenz

▶ Nebenwirkungen

• Transaminaseerhöhung, in sehr seltenen Fällen hepatozelluläre Nekrose, Übelkeit, Erbrechen, Diarrhoe, Dyspepsie, Bauchschmerzen

Cave: Während der Therapie mit Tacrin sind engmaschige Kontrollen der Transaminasen erforderlich.

3.2.2. Donepezil

Donepezil wurde 1997 in Deutschland zugelassen. Bei der Behandlung von Patienten mit leichter und mittelschwerer mit Alzheimer Demenz wurde eine sehr gute Verbesserung der kognitiven Leistungsfähigkeit festgestellt, gleiches gilt für die Aktivitäten des täglichen Lebens (ADL-Skalen) und das ärztliche Globalurteil. Unter kontinuierlicher Therapie mit Donepezil konnten auch nach 38 Wochen deutliche Verbesserungen in den Zielmaßen wie ADAS-cog und CDR-SB gegenüber dem Ausgangsniveau festgestellt werden (Rogers et al. 1998). Für Donepezil liegen publizierte Daten von placebokontrollierten Langzeitstudien über 1 Jahr vor, mit guter Wirksamkeit bei den Ebenen Kognition, ärztlichem Globalurteil und Alltagsaktivitäten, sowie **Verzögerung** des a priori definierten

Verlustes der Alltagskompetenz um 5 Monate gegenüber Placebo (Mohs et al. 1999). Unter Donepezil wurde auch eine deutliche Verbesserung der Verhaltensstörungen (NPI-Gesamtscore) gegenüber dem Ausgangswert für Placebo über 24 Wochen bei Patienten mit mittelschwerer bis schwerer Alzheimer Demenz erzielt (MMSE-Score 5-17).

Donepezil erwies sich insgesamt als gut verträglich, nur die Symptome Durchfall, Müdigkeit und Muskelkrämpfe zeigten eine leicht erhöhte Inzidenz im Vergleich zu Placebo. Im Hinblick auf die Minimierung von Nebenwirkungen wird empfohlen die Donepezil-Dosierung mit 5 mg pro Tag zu beginnen und nach 4-6 Wochen auf 10 mg zu steigern.

▶ Wirkmechanismus

• Durch reversible Cholinesterasehemmung Ausgleich des bei AD bestehenden Acetylcholinmangels

▶ Indikation

• Leichte bis mittelschwere Alzheimer Demenz

▶ Nebenwirkungen

• Dosisabhängige cholinerge Nebenwirkungen (<10 % der Patienten) wie Übelkeit, Erbrechen, Diarrhoe, Dyspepsie, Bradykardie, Schwindel, Hypotonie, Müdigkeit, Schlaflosigkeit, Muskelkrämpfe bei Dosiserhöhung auf 10 mg nach 6 Wochen

3.2.3. Rivastigmin

Rivastigmin ist ein neuer, pseudo-irreversibler AChE-Hemmer und seit 1998 in Deutschland zugelassen. Die Ergebnisse mehrerer Multicenterstudien (Corey-Bloom et al. 1998, Rösler et al. 1999) zeigten über 6 Monate neben einer guten Verträglichkeit gute Effekte auch im kognitiven Bereich, eine Stabilisierung des Schweregrades und gute Ergebnisse im Bereich der "Activities Of Daily Living". Häufigere Nebenwirkungen waren u.a. Appetitlosigkeit, Schwindel, Müdigkeit, Schwäche und vermehrtes Schwitzen. Hinsichtlich des Risikos von Arzneimittelinteraktionen erwies sich Rivastigmin als vorteilhaft, da die Plasma-Eiweiß-Bindung gering und die Elimination nicht Zytochrom-P450 vermittelt ist, sondern zu 95 % über die Niere erfolgt. Rivastigmin erwies sich insgesamt als gut verträglich, zeigte jedoch dosisabhängig typische cholinerge Nebenwirkungen. Insgesamt zeigte sich Rivastigmin sehr wirksam bzgl. der kognitiven Symptome bei leichteren und mittelschweren Demenzen vom Alzheimer-Typ. Da die beobachteten cholinergen Nebenwirkungen vor allem in der Titrationsphase auftreten, wird ein langsam einschleichendes Dosierungsschema empfohlen: Beginn mit 2 x täglich 1,5 mg. Eine Dosissteigerung um 3 mg pro Tag kann bei guter Verträglichkeit alle 2 Wochen bis auf maximal 12 mg pro Tag vorgenommen werden.

▶ Wirkmechanismus

• Durch pseudoirreversible Cholinesterasehemmung Ausgleich des bei AD bestehenden Acetylcholinmangels

▶ Indikation

• Leichte bis mittelschwere Alzheimer Demenz

▶ Nebenwirkungen

• Dosisabhängig gastrointestinale unerwünschte Wirkungen wie Übelkeit, Erbrechen, Diarrhoe, Müdigkeit, Benommenheit, Kopfschmerzen

3.2.4. Neuropeptide

Von einigen Neuropeptiden ist bekannt, dass sie das Lernen und Gedächtnis verbessern können. Hierbei handelt es sich insbesondere um das adreno-corticotrope Hormon (ACTH), Vasopressin, Opioide, Somatostatin und Thyreotropin-Releasing-Hormon (TRH). Bei all diesen Substanzen ergaben sich deutliche Verbesserungen im Tierversuch, nicht jedoch in den klinischen Studien.

3.2.5. NMDA-Antagonisten

Die Vertreter dieser Gruppe wurden bei den verschiedenen Formen der Demenz bisher noch nicht klinisch geprüft. Diese Stoffe hemmen die exzitatorische Wirkung des Glutamats und können dadurch die zelluläre Calcium-Homöostase wirksamer schützen als Calcium-Antagonisten. Diese Substanzen werden z. Z. präklinisch intensiv untersucht. Bisher wurden sehr ermutigende Ergebnisse erzielt. Glutamat ist der am häufigsten benutzte exzitatorische Neurotransmitter im Säugergehirn. Die Dichte seiner Rezeptoren ist vor allen Dingen im *Hippokampus* und der Großhirnrinde besonders stark. Es gibt drei Typen von Glutamatrezeptoren: *N-Methyl-D-Aspartat (NMDA)*, *Kainat* und *Quisqualat*. Der am besten definierte

dieser Rezeptoren ist der NMDA-Rezeptor, der einen rezeptorgesteuerten Calcium-Kanal beeinflußt. Bekannte NMDA-Antagonisten sind z. B. *Phencyclidin (PCP)*, *Ketamin*, aber auch *Pentazocin (Fortral)* und in einem gewissen Ausmaß auch trizyklische Antidepressiva und Tetrahyrdoaminoacridin (THA). Auch Phenothiazine sind nichtkompetitive NMDA-Antagonisten.

Das Glutamatsystem spielt für die Gedächtnisleistungen eine bedeutende Rolle. Es erscheint deshalb hypothetisch von Interesse mit NMDA-Antagonisten den Fortgang der Erkrankung zu hemmen. Eine langfristige Behandlung mit NMDA-Antagonisten könnte weitere Zelluntergänge verhindern, aber paradoxerweise würden dadurch auch die Gedächtnisdefizite verstärkt. Umgekehrt ist zu erwarten, dass ein Glutamat-Agonist zwar die Gedächtnisstörungen akut verbessert, aber den Fortgang der Erkrankung beschleunigt.

3.2.6. Memantine

Memantine ist ein nichtkompetitiver niederaffiner NMDA-Rezeptorantagonist, dessen Eigenschaften im physiologischen Zustand denen von Magnesium ähnlich sind: Memantine blockiert physiologischerweise, wie Magnesium, den NMDA-Rezeptorkanal. Bei kurzfristig erhöhter Glutamatkonzentration infolge einer Neurotransmission verläßt Memantine den NMDA-Rezeptor und ermöglicht einen postneuronalen Kalziumeinstrom. Die Glutamat-vermittelten Lern- und Gedächtnisvorgänge bleiben voll verfügbar. Im Gegensatz zu Magnesium blockiert Memantine den NMDA-Rezeptor-Kanal auch bei langfristig pathologisch erhöhten Glutamatkonzentrationen, verhindert somit einen übermäßigen Kalziumeinstrom und wirkt neuroprotektiv. Bei erneuten physiologischen Lern- und Gedächtnisvorgängen verläßt Memantine als niederaffiner NMDA-Rezeptorantagonist den Kanal und ermöglicht eine Signalerkennung (Parsons et al. 1999).

Klinische Studien zeigten bisher eine gute Besserungstendenz im kognitiven Bereich, aber auch bei affektiven Symptomen, Antriebsstörungen, Vigilanz und Psychomotorik von Patienten mit dementieller Erkrankung. Die Gedächtnis- und Denkprozesse werden verbessert, die Aufmerksamkeit gesteigert und die depressive Grundstimmung aufgehellt. Memantine zeigt insgesamt eine gute Wirkung bei Hirnleistungsstörungen, insbesondere aber auch bei Patienten mit schwerem dementiellen Syndrom (AD) definiert nach ICD-10/DSM-IV (Winblad und Poritis 1999). Memantine wird in der 19. Auflage der Arzneiverordnungen (1999) als Antidementivum geführt.

Diese Ergebnisse werden auch in zwei Studien bei Patienten mit leichter bis mittelschwerer vaskulärer Demenz belegt. Die über 24 – 28 Wochen mit Memantine behandelten Patienten zeigten gegenüber dem Placebo-Arm eine signifikante Überlegenheit in ihren kognitiven Fähigkeiten (ADAS-cog). Stärker betroffene Patienten (MMSE-Score < 15) profitierten am meisten von der Therapie (Orgogozo et al. 2000, Wilcock 2000).

▶ Wirkmechanismus

- Nichtkompetitiver niederaffiner NMDA-Antagonist
- Modulator der glutamatergen Neurotransmission
- Neuroprotektiv

▶ Indikation

- Hirnleistungsstörungen unterschiedlicher Genese, Alzheimer Demenz (leicht, mittel, **schwer**)

▶ Nebenwirkungen

- Unruhe, Schwindel, Übelkeit

3.2.7. Ginkgo biloba Extrakt EGb 761

Der Ginkgo-Spezialextrakt EGb 761 führt zu einer allgemeinen Verbesserung der Vigilanz und des Befindens. Die alte chinesische Medizin wusste schon um eine günstige Wirkung von Ginkgoblättern bei Störung von Herz, Lunge und der Allgemeinvitalität. Die pharmakologischen Wirkungen von EGb 761 werden als multifaktoriell in ihrer Wirkung charakterisiert. Ginkgo biloba Extrakt erhöht die Hypoxietoleranz, verbessert Fließeigenschaften des Blutes, wirkt vasodilatatorisch und hemmt die Lipidperoxidation. Es erhöht ferner die m-cholino Rezeptorendichte im Hippokampus, reduziert toxisches Hirnödem, fängt Sauerstoffradikale.

Die klinische Wirksamkeit konnte unter Anwendung moderner Methoden der Diagnostik und Psychometrie in mehreren Studien belegt werden (Kanowski et al. 1996, Oken et al. 1998). In allen Studien ergaben sich signifikante Verbesserungen der kognitiven Leistungsfähigkeit, des ärztlichen

Gesamteindruckes und im Bereich der Alltagsaktivität. Darüber hinaus ergab sich noch eine durchschnittliche Verzögerung des Fortschreitens der Progression der Demenz um 6 Monate (Le Bars et al. 1997).

▶ Wirkmechanismen

- Komplexes neuroprotektives Wirkprofil
- Radikalfängereigenschaften

▶ Indikation

- Leichte bis mittelschwere Alzheimer Demenz

▶ Nebenwirkungen

- Leiche Magen-Darm-Beschwerden, Kopfschmerzen, Allergische Hautreaktionen

3.2.8. Galantamin

Die Substanz Galantamin, ein Nikotinrezeptormodulator und Aetylcholinesterasehemmer ist seit März 2000 im Rahmen eines europäischen Zulassungsverfahren (MRP) zur Behandlung der leichten bis mittelschweren Alzheimer Demenz anerkannt worden. Der Wirkstoff ist eine hochwirksame Monosubstanz pflanzlichen Ursprungs.

Galantamin erhöht durch einen dualen Wirkmechanismus nachweislich die bei der Alzheimer Demenz abgesunkene Acetylcholinkonzentration im synaptischen Spalt. Zum einen wird durch eine reversible Hemmung der Acetylcholinesterase der Abbau von Acetylcholin verzögert und zum anderen wird durch die Modulation präsynaptischer nikontinerger Acetylcholin-Rezeptoren die Neurotransmitterausschüttung erhöht.

Das tertiäre Alkaloid Galantamin hemmt signifikant die Progression der Alzheimer Demenz bezüglich Kognitionen und Aktivitäten des täglichen Lebens (Tariot et al. 2000). Studienergebnisse zeigen, dass die genannten Parameter (ADAScog-Score, DAD-Score) zu Beginn der Therapie über einen Zeitraum von 12 Monaten stabil gehalten werden konnten (Raskind et al. 2000). Galantamin zeigt eine konsistente Datenlage in den vier zentralen Bereichen der Demenz: Kognition, Verhaltensauffälligkeiten, Aktivitäten des täglichen Lebens/funktionelle Fähigkeiten, Pflegelast.

Aufgrund der deutlichen Differenz zwischen Galantamin- und Placebokurve nach 12 Monaten ist es möglich, dass eine Galantamin-Therapie im Vergleich zu unbehandelten Patienten die Progredienz der Krankheit auch über einen längeren Zeitraum hinaus verzögern könnte. Das Antidementivum reduziert die Pflegezeit der Angehörigen nach 6 Monaten um ca. 7 Stunden pro Woche.

▶ Wirkmechanismus

- Nikotinrezeptormodulator
- Acetylcholinesterasehemmer

▶ Indikation

- Leichte bis mittelgradige Alzheimer Demenz

▶ Nebenwirkungen

- Gastrointestinale Nebenwirkungen wie Übelkeit, Erbrechen und Durchfall
- Abdominelle Schmerzen
- Dyspepsie, Appetitminderung, Erschöpfung, Schwindel, Kopfschmerzen, Müdigkeit und Gewichtsabnahme (die Mehrzahl der Nebenwirkungen traten während der Dosissteigerung auf).

3.3. Neuroleptika

3.3.1. Konventionelle Neuroleptika

Die sogenannten klassischen oder konventionellen Neuroleptika sind die bislang am häufigsten eingesetzten Medikamente zur Behandlung von dementen Patienten mit Verhaltensauffälligkeiten (BPSD) und psychischen Störungen. Leider gibt es nur wenig kontrollierte Studien in diesem Indikationsbereich. Besonders aussichtsreich ist eine Behandlung dementer Patienten, wenn diese **psychotische Zustandsbilder** wie Halluzination, Wahnvorstellungen oder aggressives Verhalten und Gewaltbereitschaft aufweisen. Niedrig-, mittel- und hochpotente klassische Neuroleptika sind in der pharmakologischen Behandlung psychotischer Symptome und psychomotorischer Unruhe einschließlich physisch-aggressiver Zustände traditionell Mittel der Wahl. Da sich in Studien kaum Unterschiede in der Wirksamkeit der einzelnen untersuchten klassischen Neuroleptika gezeigt haben, sollte bei der Wahl der Substanz vor allem auf ein möglich günstiges Nebenwirkungsprofil geachtet werden (Padberg et al. 2000). **Niedrigpotente Neuroleptika** wie Melperon, Prothipendyl oder Pipamperon zeigen eine sehr gute Verträglichkeit, d.h. wenig anticholinerge und extrapyramidale Nebenwirkungen. Die Indikation ist insbesondere

günstig bei motorischer Unruhe, Aggressivität und Schlafstörungen.

Nebenwirkungen: Es sollte bei niederpotenten Neuroleptika vor allem auf die zusätzliche Sedierung geachtet werden, da Benommenheit und erhöhte Sturzgefahr die Folge sein können. Bei hochpotenten Neuroleptika ist das Risiko von Spätdyskinesien hoch, ebenso von frühen extrapyramidalmotorischen Nebenwirkungen.

Zur Gruppe der klassischen Neuroleptika gehören **hochpotente Neuroleptika** wie z.B. Haloperidol, Flupentixol, Fluphenazin.

Zu den **niederpotenten Neuroleptika** gehören Medikamente wie Melperon, Prothixen, Promazin, Pipamperon, Prothipendyl.

> **Cave:** Die Dosierung sollte in jedem Fall **einschleichend** und **vorsichtig** erfolgen. Besonders beachtet werden muss, dass Verhaltensauffälligkeiten (BPSD) zeitlich nicht konstant sind und die Notwendigkeit der Weiterbehandlung daher permanent überprüft werden muss. Dies kann durch Auslassversuche geschehen. Einer besonderen Aufmerksamkeit bedürfen die Sedierungseffekte.

3.3.2. Atypische Neuroleptika

Die Ergebnisse kontrollierter Studien zur Wirksamkeit der atypischen Neuroleptika bei Negativsymptomatik im Rahmen der Schizophrenie zeigen, dass diese Antipsychotika eine ausgeprägtere Wirkung als die klassischen Neuroleptika auf Negativsymptomatik akutschizophrener Patienten haben. Weiterhin zeigen sie eine deutlich bessere extrapyramidale Verträglichkeit und sind insgesamt nebenwirkungsärmer als klassische Neuroleptika (Möller 2000).

Zur Gruppe der neuen oder atypischen Neuroleptika zählen derzeit **Risperidon, Olanzapin, Sertindol und Quetiapin.** Diese atypischen Neuroleptika ebenso wie das in Deutschland noch nicht eingeführte atypische Neuroleptikum Ciprasidon wurden in diesem Indikationsbereich geprüft. Ebenso zu den atypischen Neuroleptika gehören Amisulprid, Zotepin und das älteste am Markt befindliche atypische Neuroleptikum Clozapin.

Viele der oben genannten atypischen Neuroleptika wurden noch nicht im Bereich der Demenz geprüft, die meisten Erfahrungen liegen für Risperidon vor, für Olanzapin und Quetiapin sind entsprechende Studien derzeit in der Durchführung.

Für das älteste atypische Neuroleptikum **Clozapin** liegen einige Studien im gerontopsychiatrischen Bereich vor, die bei einer niedrigen Dosierung eine gute Wirksamkeit bei paranoiden Syndromen und motorischer Unruhe zeigen (Padberg et al. 2000).

Die neueren atypischen Neuroleptika besitzen nach derzeitigem Kenntnisstand bei der Behandlung von Demenzpatienten mit psychischen Störungen und Verhaltensauffälligkeiten gegenüber klassischen Neuroleptika eine mindestens ebenbürtige Wirksamkeit. Sie zeichnen sich jedoch durch ein deutlich günstigeres Nebenwirkungsprofil aus. Vorteilhaft ist vor allem das geringe Risiko extrapyramidal-motorischer Störungen und das geringe Risiko einer Beeinträchtigung der kognitiven Leistungsfähigkeit. Hier sind vor allen Dingen **Risperidon, Olanzapin** und **Quetiapin** zu benennen.

3.3.2.1. Risperidon

Risperidon bekam im Mai 1999 die Zulassung zur Behandlung von psychotischen Symptomen und chronischer Aggressivität bei Demenz. In mehreren Studien (z.B. Katz et al. 1999) zeigte Risperidon eine signifikante Verbesserung von psychotischen Symptomen und chronischer Aggressivität bei Patienten mit schwerer Demenz. Die Untersuchungen von Katz et al. (1999) zeigten, dass 1 mg pro Tag wohl eine optimale Dosierung für alte Patienten mit Demenz darstellt. Risperidon ist ein atypisches Neuroleptikum und besitzt eine hohe Affinität zu den serotonergen 5-HT2- und dopaminergen D2-Rezeptoren. Die Affinität zu Histamin- und Noradrenalinrezeptoren ist gering. **Eine Affinität zu cholinergen Rezeptoren ist nicht vorhanden.** Aufgrund der fehlenden cholinergen Rezeptoraffinität von Risperidon ist das Risiko für anticholinerge Nebenwirkungen äußerst gering. Dies ist besonders wünschenswert bei älteren dementen Patienten (Zaudig 2000).

▶ Wirkmechanismus
- Atypisches Neuroleptikum
- Hohe Affinität zu serotonergen 5-HT2- und dopaminergen D2-Rezeptoren
- Keine Affinität zu cholinergen Rezeptoren

▶ Indikation
- Psychotische Symptome wie Wahn und/oder Halluzinationen
- Psychotisches Misstrauen, Feindseligkeit
- Motorische Unruhe
- Chronische Aggressivität

▶ Dosierung
- Langsam einschleichend mit einer Zieldosierung von 0,5 – 2 mg/Tag
- Optimale Dosierung 1 mg/Tag als Erhaltungsdosis

▶ Nebenwirkungen
- Bei guter Verträglichkeit sind Somnolenz und extrapyramidal-motorische Symptome vernachlässigbar gering
- Selten treten auf: orthostatische Dysregulation, Unruhe, Schwäche, Kopfschmerzen

3.4. Antidepressiva

Depressive Störungen alter Menschen (☞ Kap. 2.9.2.) sind immer als lebensbedrohlich zu betrachten (hohe Suizidrate), sie erfordern eine konsequente antidepressive, medikamentöse (und begleitende psychotherapeutische [☞ Kap. 2.9.2.]) Behandlung. Bei der Indikationsstellung zur antidepressiven Medikation ist insbesondere das höhere Nebenwirkungsrisiko zu beachten. Klassische trizyklische Antidepressiva sind nachgewiesenermaßen sehr wirksam (**Cave:** anticholinerge Nebenwirkungen), neuere Substanzen wie die Serotonin-Wiederaufnahmehemmer (SSRI) sind gleichermaßen wirksam mit einem günstigeren Nebenwirkungsprofil (Hegerl 2001). Diese sind auch leichter handhabbar und die Überdosierungssicherheit ist ebenfalls ein großer Vorteil. Bei der Auswahl von Antidepressiva ist die Interaktion mit anderen Medikamenten zu berücksichtigen, außerdem welche Art von komorbiden Erkrankungen (Multimorbidität!) vorliegen. Dosisänderungen sollten bei alten Menschen prinzipiell in kleineren Schritten erfolgen, die therapeutische Dosis liegt generell niedriger.

Wie bereits in Kap. 2. ausgeführt, ist das Erkennen einer behandlungsbedürftigen Depression bei dementen Patienten oft äußerst schwierig.

Trizyklische Antidepressiva

Die trizyklischen Antidepressiva gehören wegen ihres anticholinergen Nebenwirkungsprofil und der gering ausgeprägten Überdosierungssicherheit nicht mehr zu den Mitteln erster Wahl, obwohl sie sich insgesamt in der Gerontopsychiatrie gut bewährt haben. Trizyklische Antidepressiva mit starker sedierender Komponente und zugleich starker anticholinerger Nebenwirkung sollten vermieden werden. Bei dieser Medikamentengruppe erhöht sich zugleich das Risiko eines Delirs (als unerwünschte Nebenwirkung).

Serotonin-Wiederaufnahmehemmer

Günstiger als die Trizyklika sind die **SSRI** (Serotonin-Wiederaufnahmehemmer). Sie stellen verglichen mit den trizyklischen Antidepressiva einen echten Fortschritt für den älteren Patienten, insbesondere für den dementen Patienten dar (Hegerl 2001).

• sie sind wirksam
• sie zeigen minimale Nebenwirkungen
• geringe altersbedingte Veränderungen der Pharmakokinetik
• Verbesserung (zumindest nicht Verschlechterung) der kognitiven Leistungen
• Hohes Maß an Sicherheit bei körperlichen Begleiterkrankungen
• sie sind sicher bei Überdosierung
• sie zeigen ein geringes Interaktionspotential mit anderen Medikamenten

Serotonin-Wiederaufnahmehemmer (SSRI) sind Mittel der ersten Wahl im Rahmen der Depressionstherapie bei Dementen. Die gute Verträglichkeit bei Fehlen peripherer und zentraler anticholinerger Nebenwirkungen, sowie die Überdosierungssicherheit der SSRI's sind von großem Vorteil. Gerade die Überdosierungssicherheit ist bei alten suizidalen Patienten besonders wichtig. Sammelt ein alter depressiver Mensch Trizyklika an (z.B. eine Wochenration), stellt dies bereits eine letale Dosis dar, wohingegen auch exzessive Dosen von SSRI's meist ohne bleibende Schäden überstanden werden. SSRI's werden auch leichter eingenommen (Einmalgabe, leichteres Aufdosieren).

SSRI's wie das Sertralin, Paroxetin, Fluoxetin, Fluvoxamin und Citalopram haben sich in der Gerontopsychiatrie inzwischen gut etabliert. Beispielhaft

für alle SSRI's sei hier Sertralin ausführlicher erwähnt:

■ Sertralin bei Demenz

▶ Wirkmechanismus

• Selektive Serotonin-Wiederaufnahmehemmung

▶ Indikation

• Depressive Erkrankungen

▶ Dosierung

• 50 – 200 mg

▶ Nebenwirkungen

• Übelkeit, Diarrhoe, Tremor und Schwindel sind die häufigsten Nebenwirkungen

3.5. Benzodiazepine

Benzodiazepine sind die am häufigsten verschriebenen Psychopharmaka bei den über 65-Jährigen. Im Vordergrund der Indikation stehen Schlafstörungen, Ängste, Aggressivität, motorische Unruhe. Benzodiazepine sollten, falls überhaupt, nur kurzfristig und eher selten benutzt werden. Hier sind Substanzen zu bevorzugen mit kurzer bis mittlerer Halbwertszeit (z.B. Lorazepam, Oxazepam). Nicht selten treten paradoxe Effekte bei älteren Patienten auf.

Benzodiazepinpräparate können folgende Eigenschaften aufweisen: sie wirken anxiolytisch, antiaggressiv, emotional dämpfend/sedierend, muskelrelaxierend und antiepileptisch. Benzodiazepine können nach dem klinischen Wirkprofil, nach dem Ausmaß ihrer sedierend/dämpfenden, muskelrelaxierenden, antiepileptischen und angstlösenden Wirkung eingeteilt werden.

Bei Anwendung von Benzodiazepinen insbesondere bei dementen Patienten sollte folgendes beachtet werden:

• klare Indikationsstellung
• Patienten mit Abhängigkeitsrisiko ausschließen
• möglichst niedrig dosieren
• einschleichender Beginn der Behandlung
• Anwendung nur kurzfristig
• nie abrupt absetzen, stets langsame Dosisreduktion
• Überhangeffekte beachten

- paradoxe Effekte (Angst, Schlaflosigkeit) beachten

> Benzodiazepine sollen nach Möglichkeit im Rahmen der Behandlung der Demenz vermieden werden.

▶ Nebenwirkungen

Häufige sind, gerade bei alten Menschen und insbesondere bei dementen Patienten: Sedierung (Sturzgefahr!), Konzentrationsminderung, Gedächtnisstörungen, Schwindel, Muskelschwäche, Artikulationsstörung, Appetitstörungen, paradoxe Wirkungen.

3.6. Antihypertensiva

3.6.1. Neuere Untersuchungen zur Bedeutung der arteriellen Hypertonie für die Demenzentwicklung

Zahlreiche Studien belegen inzwischen den Zusammenhang zwischen erhöhtem systolischen und diastolischen Blutdruck und der Entwicklung einer Demenz, und zwar nicht nur der vaskulären, sondern auch einer AD.

Langzeitstudien

Mehrere Langzeitstudien über einen Zeitraum bis zu 30 Jahren liegen vor, in denen dieser Zusammenhang differenziert untersucht wurde:

- In einer Langzeitbeobachtung von 382 nichtdementen Patienten mit einem Alter von 70 Jahren bei Studienbeginn stellten Skoog und Mitarbeiter (Skoog et al. 1996) nach bis zu 15 Jahren fest, dass Studienteilnehmer mit einem erhöhten systolischen Blutdruck im Alter von 70 Jahren bzw. einem erhöhten diastolischen Blutdruck im Alter von 70 und 75 Jahren signifikant häufiger eine Demenz entwickelten. Dies galt für die AD (bzgl. eines erhöhten diastolischen Blutdrucks im Alter von 70 Jahren) mit etwa gleichem Signifikanzniveau wie für die VD (bzgl. eines erhöhten diastolischen Blutdrucks mit 75 Jahren). Interessanterweise kam es zu einem Blutdruckabfall vor dem Auftreten der Demenz, so dass diese Individuen einen gleich hohen oder sogar niedrigeren Blutdruck als die nichtdemente Vergleichspopulation aufwies. Möglicherweise handelt es sich hierbei bereits um einen frühzeitig auftretenden Effekt der Demenz

- In einer Nachuntersuchung der Western-Collaborative-Group-Studie (Swan al. 1998) nach 30 Jahren ergab sich für Patienten mit stabil erhöhtem systolischen Blutdruck ein signifikant größeres Risiko für eine Verschlechterung des verbalen Lernens und der Gedächtnisfunktionen. Bei Patienten mit erhöhtem Blutdruck in der Lebensmitte, welcher später aber abfällt, zeigt sich ein erhöhtes Risiko für eine verringerte psychomotorische Geschwindigkeit. Diese Studie an insgesamt 717 Teilnehmern, wobei 74 im mittleren Lebensalter unter erhöhtem Blutdruck litten, hatte nicht die Diagnose einer Demenz zum Endpunkt, zeigt aber doch eine kognitive Verschlechterung bei jahrzehntelang bestehender systolischer Hypertonie. In einer weiteren Studie wies Swan und Mitarbeiter (Swan et al. 1998a) den Zusammenhang eines erhöhten systolischen Blutdrucks in der Lebensmitte mit einer verschlechterten kognitiven Funktion im Alter an einem anderen Kollektiv nach. Hierbei wurden nicht nur weitere kognitive Tests eingesetzt, sondern auch eine Magnetresonanztomographie, in der ein signifikanter Anstieg der Hyperdensitäten in der weißen Substanz sowie eine signifikante Abnahme des Gehirnvolumens nachgewiesen werden konnten. Somit scheint ein lange Zeit bestehender erhöhter systolischer Blutdruck mit einer Gehirnatrophie im Alter und einer Verschlechterung kognitiver Funktionen einherzugehen

Prävention oder Behandlung der Demenz durch eine antihypertensive Therapie

Die Bedeutung der **diastolischen** oder auch **isolierten systolischen Hypertonie** als Risikofaktor für eine Verschlechterung kognitiver Funktionen im Alter, die Entwicklung einer Demenz und auch struktureller Gehirnveränderungen wie der Gehirnatrophie darf als gesichert gelten. Hieraus ergibt sich zwangsläufig die Fragestellung nach dem Erfolg einer Prävention oder Behandlung der Demenz durch eine antihypertensive Therapie. Auch hierzu liegen bereits wichtige Studien vor.

- Bei der Beobachtung einer Population von 999 Männern in Uppsala stellten Kilander et al. (1998a) eine Verschlechterung kognitiver Funktionen bei den Studienteilnehmern fest, welche bei Studienbeginn unter einem erhöhten diastolischen Blutdruck litten. Ebenso lag häufiger

eine verschlechterte kognitive Funktion bei erhöhten Werten in der 24-Stunden-Blutdruck-
messung zum Zeitpunkt der Nachuntersuchung
vor. Der Zusammenhang zwischen **arterieller
Hypertonie** und **kognitiver Verschlechterung**
war aber am deutlichsten bei unbehandelten
Hypertonikern

- Noch deutlicher zeigte sich dies in einer franzö-
sischen Studie an 1373 Teilnehmern (Tzourio et
al. 1999), bei denen die Verschlechterung der
kognitiven Funktion durch die Mini-Mental-
State-Examination nach einem Zeitraum von 4
Jahren untersucht wurde. Bei einem erhöhten
Blutdruck (> 160 mmHg systolisch oder > 95
mmHg diastolisch) bei Studienbeginn lag das
Risiko einer kognitiven Verschlechterung 2,8
mal höher als bei Normotonikern. Dieses relative Risiko (oder odds ratio) steigerte sich **ohne
Behandlung** sogar auf 4,3-fach, lag jedoch **mit
antihypertensiver Therapie** deutlich niedriger,
nämlich bei 1,9. Lag der Blutdruck auch bei einer
Zwischenauswertung nach 2 Jahren noch über
dem Normbereich, wiesen diese Patienten ohne
Behandlung sogar ein relatives Risiko von 6,0
auf!

- Die zur Zeit wohl wichtigste Studie zum Nachweis der Wirksamkeit einer antihypertensiven
Therapie zur Prävention einer Demenz ist das
Vascular-Dementia-Project im Rahmen der
Syst-Eur-Studie (Systolic Hypertension in Europe; Forette et al. 1998). In dieser doppelt-
blinden placebokontrollierten Studie wurden
über 2400 Patienten mit mindestens 60 Jahren
und einer isolierten systolischen Hypertonie von
160-219 mmHg (bei einem diastolischen Blutdruck unter 95 mmHg) entweder mit **Nitrendipin**, evtl. in Kombination mit dem ACE-Hemmer **Enalapril** oder dem Diuretikum **Hydro-
chlorothiacid**, oder einer Gabe von Placebo zugeordnet. Nach einer durchschnittlichen Be-
handlungsdauer von 2 Jahren konnte die Inzidenz einer Demenz in der Behandlungsgruppe
um 50 % gegenüber der Kontrollgruppe reduziert werden. Pro 1000 Patientenjahre traten in
der Kontrollgruppe 7,7 neue Fälle von Demenz
auf, in der Behandlungsgruppe dagegen nur 3,8
(☞ Abb. 3.1). Bei der Behandlung von 1000 hypertensiven Patienten über 5 Jahre könnten somit 19 Fälle von Demenz vermieden werden

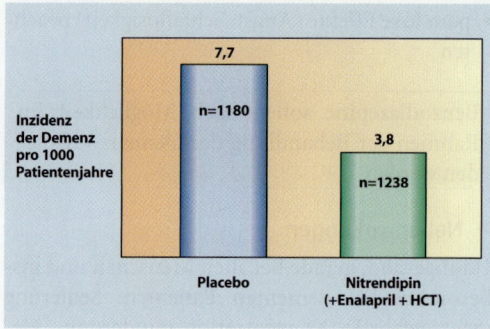

Abb. 3.1: Reduktion der Inzidenz einer Demenz nach
2-jähriger antihypertensiver Therapie mit Nitrendipin
in der Syst-Eur-Studie (Forette et al. 1988).

Die Primärprävention der Demenz durch antihypertensive Therapie z.B. mit **Nitrendipin** (zumindest bei isolierter systolischer Hypertonie) scheint
daher erfolgversprechend. Dabei kann allerdings
bei gegenwärtiger Studienlage nicht ausgeschlossen werden, dass es sich hier auch um einen spe-
ziellen zentralen Effekt des **Kalziumantagonisten**
handelt.

Macht eine antihypertensive Therapie aber auch bei bereits eingetretener Demenz Sinn?

Aufgrund pathophysiologischer Überlegungen,
etwa der Verhinderung erneuter ischämischer Episoden oder der Bremsung arteriosklerotischer
Vorgänge, kann dies angenommen werden. Hierzu gibt es jedoch bereits Studienergebnisse:

- Guo und Mitarbeiter (Guo et al. 1999) untersuchten das Auftreten und die Progression einer
Demenz bei insgesamt 1810 Studienteilnehmern mit mindestens 75 Jahren. Hiervon litten
bei Studienbeginn bereits 225 unter einer Demenz, wovon 79 Teilnehmer nach durchschnittlich 3 Jahren nachuntersucht werden konnten.
Dabei fanden die Autoren bei den dementen Patienten, die mit Diuretika behandelt wurden,
eine um den Faktor 2 geringere Verschlechterung im Score der Mini-Mental-State-Examination als bei Patienten ohne eine solche Therapie.
Inwieweit andere Effekte der Diuretika als eine
Blutdrucksenkung an diesem Ergebnis beteiligt
sind, bleibt bei der gegenwärtigen Studienlage
noch unklar

Eine **Diuretikatherapie** erscheint in dieser Studie jedenfalls als erfolgreiche Behandlung einer bereits eingetreten Demenz im Sinne einer Sekundärprävention. Weitere Studien müssen noch klären, ob ein solcher Effekt auch durch andere Antihypertensiva erzielt werden kann.

Entgegen früherer Vermutungen hat eine antihypertensive Therapie auch keinen negativen Einfluss auf die kognitive Leistungsfähigkeit (MRC-Working-Party 1992). Es gibt also keinen sogenannten "Erfordernishochdruck" bei einer dementiellen Erkrankung. Daher sollte die Blutdrucksenkung in den Normbereich erfolgen, soweit keine sonstigen Kontraindikationen dagegen vorliegen (z.B. frischer zerebraler Insult).

> *Tipp für die Praxis*
> - Die Therapie einer systolischen wie auch einer diastolischen arteriellen Hypertonie erscheint erfolgreich als Primär- und Sekundärprävention einer Demenz
> - Es gibt keinen Erfordernishochdruck für demente Patienten!

3.6.2. Differentialtherapie der arteriellen Hypertonie

Die häufig multimorbiden älteren Patienten stellen den Arzt vor schwierige differentialtherapeutische Überlegungen bzgl. der Auswahl des Antihypertensivums. Insbesondere die meisten zentral wirksamen Antihypertensiva (z.B. Methyldopa oder Reserpin) zeigen eine zentral dämpfende Wirkung mit der Gefahr einer verstärkten kognitiven Beeinträchtigung, von Gedächtnisstörungen, Depressionen und unter Umständen einer Verwirrtheit.

Betarezeptorenblocker (z.B. Metoprolol)

Bei Betablockern ist insbesondere verstärkte Müdigkeit oder die Verschlimmerung eines depressiven Syndroms zu beachten. Daneben können aber auch Schlafstörungen, Alpträume und sogar Wahrnehmungsstörungen, Verwirrtheitszustände oder psychotische Episoden beobachtet werden. Maxwell und Mitarbeiter (Maxwell et al. 1999) fanden allerdings unter antihypertensiver Therapie mit Betablockern die geringste kognitive Verschlechterung im Vergleich zu anderen Antihypertensiva. Im Vergleich zu Betablockern fand sich eine kognitive Verschlechterung unter ACE-Hem-

mern häufiger mit einem relativen Risiko (odds ratio) von 1,36 (d.h. um den Faktor 1,36 mal häufiger als bei Betablockern), bei Diuretika mit einer odds ratio von 1,45.

▶ **Wirkmechanismus**
- Blockade der Beta-Adrenorezeptoren

▶ **Indikation**
- Arterielle Hypertonie

▶ **Nebenwirkungen**
- Bradykarde Herzrhythmusstörungen (Erregungsbildungs- und Leitungsstörungen)
- Arterielle Hypotonie
- Verstärkung einer Herzinsuffizienz
- Obstruktive Ventilationsstörungen
- Potenzstörungen
- Verschlechterung einer diabetischen Stoffwechsellage u.a.

> **Cave:** Verschlechterung eines depressiven Syndroms, Schlafstörungen, Müdigkeit, Kopfschmerzen (u.a.).

Kalziumantagonisten (z.B. Nitrendipin)

Kalziumantagonisten (☞ Kap. 3.1.6.) haben dagegen in der Behandlung verschiedener neurovaskulärer Prozesse ihren festen Stellenwert. Sie werden in der Regel gut toleriert.

Die **Syst-Eur-Studie** belegte auch, wie oben beschrieben, den primärpräventiven Effekt von **Nitrendipin** hinsichtlich der Entwicklung einer Demenz. Hierbei handelt es sich um einen Dihydropyridin-Kalziumantagonisten mit langsamer Anflutung und langer Wirkdauer (wie z. B. auch Amlodipin, Felodipin, Lacidipin, retardiertes Nifedipin). Aufgrund der langsamen Anflutung kommt es nicht, wie bei nichtretardiertem Nifedipin, zu einer starken autonomen Gegenregulation mit einer Teilaufhebung der antihypertensiven Wirkung oder sogar negativen kardialen Effekten (Myocardischämie oder Arrhythmien). Ähnliche Effekte sind auch bei Nimodipin oder anderen, insbesondere lipophilen Vertretern der Substanzklasse zu erwarten (☞ Kap. 3.1.6). Andererseits ergeben sich theoretische und empirische Bedenken bzgl. einer möglichen kognitiven Verschlechterung durch die Blockade des Kalziumkanals. In der bereits zitierten Studie von Maxwell (Maxwell et al. 1999) fand sich unter Kalziumantagonisten eine deutlich höhere Rate an kognitiver Verschlechterung als unter Betablockern, und zwar unter Dihydropyridinen (z.B. Nifedipin) mit einer odds ratio von 1,94, unter Diltiazem oder Verapamil (frequenzverlangsamende, nicht vasoselektive Kalziumantagonisten) sogar mit einer von 3,72 (☞ Abb. 3.2). Letztere scheinen also zur Primärprävention einer dementiellen Entwicklung bei arterieller Hypertonie nicht geeignet zu sein.

▶ Wirkmechanismus

• Blockade des Einwärtsstromes von Kalziumionen in die Zelle

▶ Indikation

• Arterielle Hypertonie (u.a.)

▶ Nebenwirkungen

• Tachykardie (Dihydropyridin-Kalziumantagonisten)

• Bradykarde Herzrhythmusstörungen (Kalziumantagonisten vom Verapamiltyp)

• Arterielle Hypotonie

• Knöchelödeme

• Leberfunktionsstörungen (Erhöhung der Transaminasen und/oder der Alkalischen Phosphatase)

• Flush (anfallsartige Gesichtsrötung und Hitzewallung)

• Kopfschmerzen, Schwindel, Müdigkeit (u.a.)

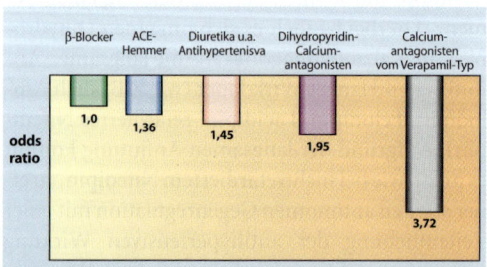

Abb. 3.2: Relatives Risiko für eine Verschlechterung kognitiver Funktionen unter Therapie mit unterschiedlichen Antihypertensiva über 5 Jahre (nach Maxwell et al. 1999).

ACE-Hemmer (z.B. Captopril)

Auch eine antihypertensive Therapie mit ACE-Hemmern scheint positive Wirkungen auf die ko-

gnitive Leistungsfähigkeit aufzuweisen. Hinsichtlich der Effekte der AT_1-Rezeptorenblocker auf die Prävention einer Verschlechterung der kognitiven Funktionen gibt es bisher nur tierexperimentelle Studien.

▶ Wirkmechanismus

• Hemmung des Angiotensin-Converting-Enzyms

▶ Indikation

• Arterielle Hypertonie (u.a.)

▶ Nebenwirkungen

• Elektrolytstörungen (Hyperkaliämie, Hyponatriämie)

• Arterielle Hypotonie

• Verschlechterung einer Nierenfunktionsstörung

• Trockener Reizhusten

• Cholestatischer Ikterus

• Vaskulitis (u.a.)

Diuretika

Diuretika könnten über die Verschlechterung diverser metabolischer Parameter, durch Elektrolytveränderung oder Hämokonzentration die kognitive Leistungsfähigkeit negativ beeinflussen. Eine gewisse Gefährdung liegt insbesondere bei älteren Patienten mit hohen Diuretikadosen und der Gefahr einer Hypovolämie vor. Bei adäquater Dosierung oder in der Kombinationsbehandlung haben sie aber auch in der Primärprävention einer Demenz und bei dementen Patienten mit arterieller Hypertonie ihren festen Stellenwert. Bei Patienten mit mildem bis mäßigem Hypertonus scheinen die Diuretika sogar anderen Antihypertensiva überlegen zu sein (Guo et al. 1999).

▶ Wirkmechanismus

• Förderung der Diurese durch
  - Hemmung der NaCl-Resorption im aufsteigenden Ast der Henleschen Schleife (Schleifendiuretika)
  - Hemmung der Natrium-Resorption im frühdistalen Tubulus (Chlorothiazid-Diuretika)
  - Hemmung der Natrium-Resorption und Kalium-Sekretion im distalen Tubulus und in den kortikalen Sammelrohren (kaliumsparende Diuretika)

▶ Indikation

• Arterielle Hypertonie (u.a.)

▶ Nebenwirkungen

• Elektrolytveränderungen (Hyper-/Hypokaliämie etc.)

• Arterielle Hypotonie

• Hypovolämie, Hämokonzentration

• Müdigkeit, Kopfschmerzen, Verwirrtheitszustände (v.a. in Folge von Dehydratation und Hypovolämie) (u.a.)

Tipp für die Praxis

- Für die Primär- und Sekundärprävention einer Demenz beim alten Menschen eignen sich besonders folgende Antihypertensiva: Nitrendipin, Betablocker, Diuretika, ACE-Hemmer
- Zurückhaltende Verwendung von anderen Kalziumantagonisten, insbesondere vom Verapamil-Typ
- Darüber hinaus müssen in die differentialtherapeutischen Überlegungen die Begleiterkrankungen eingehen

---

3.7. Spezielle Aspekte der Diabetestherapie

Der Diabetes mellitus Typ 2 ließ sich in den letzten Jahren nicht nur als Risikofaktor für die VD, sondern auch für die AD sichern (ausführliche Diskussion in Kap. 4.2.4.1. und 4.5.). Besonders interessant ist dabei die Feststellung

• einer Verschlechterung kognitiver Funktionen und die Entwicklung einer Demenz bei Hyperinsulinämie nach Glukosebelastung auch bei Nicht-Diabetikern (Stolk et al. 1997)

• eines erhöhten Nüchternblutzuckers und erhöhter Insulinspiegel bei nichtdiabetischen Patienten mit VD und AD (Carantoni et al. 2000)

• und eines erhöhten relativen Risikos der Demenzentwicklung durch eine Insulintherapie eines Diabetes mellitus (Ott et al. 1999)

Einer Hyperinsulinämie, z.B. infolge einer Insulinresistenz, könnte also eine wesentliche pathogenetische Rolle zukommen, und zwar möglicherweise nicht nur über den Umweg einer verstärkten Athe-

rosklerose, sondern als direkt schädigender Faktor.

Hieraus ergibt sich die bislang nicht wissenschaftlich abgesicherte Vermutung, dass eine Diabetestherapie, welche Insulinresistenz und Hyperinsulinämie nicht verstärkt, sondern abschwächt, einen präventiven Effekt bzgl. einer Demenzentwicklung zeitigen könnte.

Die Neuerungen in der **Diabetestherapie** in den letzten Jahren bieten gerade hierzu interessante Möglichkeiten.

Grundlage jeder Therapie eines Patienten mit Diabetes mellitus Typ 2 ist die **Bewegungstherapie** und die **Ernährungstherapie**, bei Übergewicht zusätzlich die langsame, aber konsequente **Gewichtsreduktion**. Gerade Bewegungstherapie und Gewichtsreduktion sind die wesentlichen pathogenetischen Ansatzpunkte in der Bekämpfung der Insulinresistenz.

Sulfonylharnstoffderivate (Glibenclamid, Glimepirid)

Die über viele Jahre häufig eingesetzten Sulfonylharnstoffderivate (z.B. Glibenclamid, Glimepirid) zeichnen sich durch einfache Handhabung und eine geringe Rate unerwünschter Wirkungen aus. Sie führen jedoch durch die Induktion der Insulinsekretion an der Betazelle wie auch durch eine Gewichtszunahme zu einer weiteren Steigerung der peripheren Insulinresistenz, verstärken also eines der pathogenetischen Hauptprobleme.

▶ Wirkmechanismus

• Steigerung der Insulinsekretion an der Betazelle

▶ Indikation

• Diabetes mellitus Typ 2 bei nichtausreichender Diät- und Bewegungstherapie

▶ Nebenwirkungen

• Gewichtszunahme

• Steigerung der peripheren Insulinresistenz

• Gefahr der Hypoglykämie (u.a.)

Cave: Unsichere oder unregelmäßige Einnahme der Mahlzeiten bei dementen Patienten, Alkoholmissbrauch und verminderte Creatininclearance bei älteren Patienten.

Prandiale Glukoseregulatoren (Meglitinide, z.B. Repaglinid)

Die sogenannten prandialen Glukoseregulatoren, z.B. Repaglinid, wirken ebenfalls an der Betazelle und führen innerhalb von 10-20 Minuten zu einer signifikanten Insulinsekretion. Sie dämpfen damit die postprandiale Hyperglykämie und verbessern das 24-Stunden-Glukoseprofil und den HbA1c-Wert, ohne im Tagesverlauf zu einer wesentlichen Zunahme der Insulinfreisetzung bzw. Hyperinsulinämie beizutragen. Aufgrund der geringeren Gefahr einer Hypoglykämie und der größeren Flexibilität der Nahrungsaufnahme verbessern sie die Lebensqualität.

▶ Wirkmechanismus

• Kurzfristige Induktion der Insulinsekretion an der Betazelle

▶ Indikation

• Diabetes mellitus Typ 2 bei nichtausreichender Diät- und Bewegungstherapie

▶ Nebenwirkungen

• Gefahr der Hypoglykämie

• Gastrointestinale Symptome (Bauchschmerzen, Diarrhoe, Übelkeit, Erbrechen, Obstipation; meist vorüberhegend) (u.a.)

Insulinsensitizer

Gezielt am Problem der Insulinresistenz setzen aber die sogenannten Insulinsensitizer an.

■ Biguanide (Metformin)

Bereits lange bekannt ist das Biguanid Metformin, welches die Insulinsensitivität vor allem der Leber, aber auch der Skelettmuskulatur erhöht. Die hepatische Glukoneogenese und Glykogenolyse wird gehemmt, die Glykogensynthese gesteigert, die Muskulatur nimmt vermehrt Glukose auf. Zusätzlich werden die freien Fettsäuren, die Triglyceride, das LDL-Cholesterin und PAI-1 gesenkt, was das atherogene Profil ebenfalls günstig beeinflusst. Dieses Medikament hat in den letzten Jahren eine große Renaissance erfahren und ist bei Beachtung der Kontraindikationen (Niereninsuffizienz, Herzinsuffizienz, PAVK, pulmonale Insuffizienz, Lebererkrankungen, Infektionen und Alkoholmissbrauch) auch sicher handhabbar.

▶ Wirkmechanismus

• Erhöhung der Insulinsensitivität vor allem der Leber und der Skelettmuskulatur

▶ Indikation

• Diabetes mellitus Typ 2 bei nichtausreichender Diät- und Bewegungstherapie

▶ Nebenwirkungen

• Gastrointestinale Beschwerden

• Kopfschmerzen

• Laktatazidose (u.a.)

> **Cave:** Niereninsuffizienz, Herzinsuffizienz, PAVK, pulmonale Insuffizienz, Lebererkrankungen, Infektionen und Alkoholmissbrauch sind strenge Kontraindikationen.

■ Glitazone (Rosiglitazone, Pioglitazone)

Eine völlig neue, vor kurzem zugelassene Substanzklasse sind die **Glitazone** mit den Vertretern Rosiglitazone und Pioglitazone. Sie steigern die Insulinsensitivität vor allem in der Skelettmuskulatur, in den Adipozyten und geringer auch in den Hepatozyten. Hierdurch nehmen die Muskeln vermehrt Glukose auf, die Lipolyse wird vermindert und die Fettsäurenoxidation gehemmt. Es kann zu einem Anstieg von HDL- und LDL-Cholesterin kommen, während die Trigylceride (nur bei Pioglitazone) sinken (Übersicht bei Landgraf 2000).

▶ Wirkmechanismus

• Steigerung der Insulinsensitivität vor allem in der Skelettmuskulatur, in den Adipozyten und Hepatozyten

▶ Indikation

• Diabetes mellitus Typ 2 bei nichtausreichender Diät- und Bewegungstherapie

▶ Nebenwirkungen

• Wasserretention, Ödembildung

• Steigerung des LDL-Cholesterins (u.a.)

> **Cave:**
> - 20 – 25 % der Patienten sind Primärversager auf Glitazone
> - Kontraindikation bei Herzinsuffizienz NYHA-III u. IV

Gerade der Einsatz der Insulinsensitizer (**Biguani-de** und **Glitazone**) könnte durch die positive Beeinflussung von Hyperinsulinämie und Insulinresistenz auch eine besonders ausgeprägte primär- und sekundärpräventive Wirkung auf Entwicklung und Fortschreiten von dementiellen Erkrankungen entfalten.

Insulin

Bei fortschreitender diabetischer Erkrankung wird jedoch eine frühzeitige Insulintherapie empfohlen, wodurch die durch Hyperglykämie bedingte metabolische Insulinresistenz gebessert wird. Andererseits zeigten die Längsschnittstudien gerade bei Diabetikern mit Insulintherapie ein erhöhtes Risiko für das Auftreten einer Demenz (z.B. Ott et al. 1999). Ob es sich hierbei allerdings um einen negativen Effekt der Insulintherapie als solche, möglicherweise aufgrund zu hoher Insulindosen, oder eher um einen Hinweis auf die Schwere der diabetischen Erkrankung handelt, bleibt beim gegenwärtigen Stand der Forschung offen, so dass Interventionsstudien den Stellenwert einer Insulintherapie bzgl. des Risikos einer Demenzentwicklung klären und die Bedeutung insbesondere der Insulinsensitizer in der Prophylaxe von Demenzen erst absichern müssen.

> *Tipp für die Praxis*
> - Eine konsequente Behandlung eines Diabetes mellitus Typ 2 spielt vermutlich eine wichtige Rolle in der Primär- und Sekundärprävention von AD und VD
> - Die differentialtherapeutischen Überlegungen sollten insbesondere auf die Bekämpfung bzw. Vermeidung von Insulinresistenz und Hyperinsulinämie abzielen (Bewegungs- und Ernährungstherapie, Gewichtsreduktion, Insulinsensitizer)
> - Bevorzugung von Insulinsensitizern in der Behandlung Dementer

3.8. Verhaltenstherapie

Eine lange Reihe von Evaluationsuntersuchungen mit älteren und jüngeren Stichproben zeigen, dass sich bei Einsatz geeigneter Techniken signifikante Verbesserungen der Gedächtnisleistung in der Trainingssituation erreichen lassen (Deisinger und Markowitsch 1991). Bei generalisierten kognitiven Störungen, z.B. im Rahmen einer De-

menzentwicklung, wird jedoch oftmals eine Therapie zusätzlicher, nichtkognitiver Krankheitssymptome, z.B. inadäquates Sozialverhalten oder Harninkontinenz, erforderlich, wobei neben pharmakologischen vor allem verhaltenstherapeutische Behandlungsverfahren erfolgreich sind (Helgenberger 1995, Kaschel 1995, 2001).

Wichtige Indikationen für Verhaltenstherapie bei Demenzen sind (Hirsch 2001, 1999, Erhardt und Plattner 1999, Schaub et al. 2001):

- Modifikation von dysfunktionalen Kognitionen
- Realitätsorientierungstraining
- Aufbau und Stabilisierung von Alltagsaktivitäten
- Förderung vorhandener psychosozialer Fähigkeiten/Kompetenzen
- Antidepressive Behandlung
- Behandlung der Inkontinenz
- Verhaltensmodifikation (BPSD)

Kognitive Techniken wie z.B. Selbstkontrolle, Selbstinstruktion, kognitive Umstrukturierung und darüber hinaus Selbstsicherheitstraining sind nur sinnvoll zu etablieren im Frühstadium der Erkrankung. Operante Methoden und Modelllernen sind bevorzugt einzusetzen in späteren Stadien.

3.8.1. Strategien der Gedächtnistherapie

Zur Beschreibung der Struktur des Gedächtnisses wird heute generell ein Gedächtnismodell verwendet, das unabhängig von den noch wenig verstandenen biologischen Grundlagen des Erinnerns drei Funktionen beschreibt (Baddeley 1992):

- *Input*, d.h. das Erlernen von neuem Gedächtnismaterial. Hierbei spielen Faktoren wie der Grad an Aufmerksamkeit in der Lernphase, die Organisation des Neugelernten in Bezug zum bisherigen Wissen, Verarbeitungstiefe oder zeitliche Abfolge der Übungsschritte eine zentrale Rolle
- *Storage*, d.h. die Verankerung oder Speicherung des Gelernten. Unklarheit besteht nach wie vor darüber, ob ein Verlust von Gedächtnisinhalten nur durch einen fehlerhaften Transfer der Informationen in einen "Langzeitspeicher" zustande kommen kann, oder ob auch bereits Gespeichertes "verloren" geht
- *Abruf*, d.h. Zugriff auf gespeicherte Gedächtnisinhalte. Wie parat uns die gespeicherten Erinne-

rungen sind, ist nach bisherigem Wissen abhängig von Faktoren wie der Spezifität der Verankerung (Enkodierung) von Informationen oder der Art der Abrufhinweise (Cues)

Gedächtnisinterventionen versuchen diese drei Schritte bei der Verarbeitung von Informationen zu optimieren.

Ein Großteil der Interventionsstudien bei Älteren konzentrierte sich auf Personen, die in kognitiven und psychiatrischen Screeningverfahren keine größeren Beeinträchtigungen gezeigt hatten, etwas missverständlich als die "gesunden" Alten bezeichnet. Meist wurde die Wirkung von Trainingsverfahren auf das sekundäre Gedächtnis bzw. Langzeitgedächtnis untersucht. Es bezieht sich im Gegensatz zum Primärgedächtnis, das nur Informationen bezeichnen soll, die Sekunden bis wenige Minuten lang gespeichert werden, auf alles, was Minuten bis mehrere Jahre zurückliegt. Das *sekundäre* wird meist vom **tertiären** *Gedächtnis* abgrenzt, das viele Jahre zurückliegende Erinnerungen, z.B. aus Kindheit und Jugend, umfasst (zu Gedächtnismodellen und Altersunterschieden in den unterschiedlichen Teilgedächtnissen siehe ausführlich bei La Rue 1992).

3.8.2. Verhaltenstherapie der Demenz

Aufgrund des bekannten Generalisierungsdefizits und der sehr eingeschränkten Fähigkeit zum Neulernen bei Demenzpatienten konzentrierte sich die Gedächtnishilfe hier von jeher stärker auf externale als auf internale Strategien. Statt von "Therapie" wird in diesem Zusammenhang auch eher von "Management" gesprochen (z.B. Miller und Morris 1993). Vorrangiges Ziel in der Betreuung Demenzkranker ist es heute, selbständige Alltagsverrichtungen möglichst lange aufrechtzuerhalten bzw. wiederzuerlernen. Dazu gehören auch Körperpflege, Essen und Trinken sowie der Besuch der Toilette. Die hier aufgeführten empirischen Ergebnisse basieren fast ausschließlich auf Patientenstichproben mit einer progredienten Demenzerkrankung, überwiegend mit Alzheimer Demenz.

Verhaltenstherapeutisches Kompetenztraining (VKT) (Erhardt und Plattner 1999)

Das VKT soll den Patienten in der Bewältigung der Belastungen, die sich aus der Erkrankung selbst sowie aus dem Stigma der Diagnose ergeben, unterstützen. Entsprechend müssen die vorhandenen Ressourcen mobilisiert und der Patient motiviert werden, die o.g. Probleme anzugehen. Um dies zu erleichtern ist eine antidepressive verhaltenstherapeutische Behandlung integraler Bestandteil des VKT (Schaub et al. 2001). Dieses Verfahren ist sowohl für Einzeltherapie als auch für Kleingruppen konzipiert und erprobt und beinhaltet insgesamt 6 Therapiebausteine:

- Therapieplanung und Verhaltensanalyse
- Psychoedukation
- Stressmanagement
- Aktivitätenaufbau
- Förderung sozialer Kompetenz
- Modifikation depressiver Kognitionen

Gedächtnistechniken

In *frühen* Demenzstadien ließen sich in einigen der wenigen Therapiestudien hierzu die bei neuropsychologischen Patienten eingesetzten Gedächtnistechniken erfolgreich einsetzen (Kaschel 2001). Beispielsweise führen Ermini-Fünfschilling und Stähelin (1990), die seit Jahrzehnten Demenzpatienten und ihre Angehörigen betreuen, bis zu einem Wert von mindestens 23 Punkten in der Mini Mental State Examination ein Gedächtnistraining in Gruppen durch. Dabei kommen neben verschiedenen Stimulationstechniken auch Konzentrationsübungen und die Vermittlung von Gedächtnisstrategien zum Einsatz. Es besteht jedoch Übereinstimmung unter den Klinikern, dass kognitive Strategien im Sinne von Problemlöseregeln, anwendbar in unterschiedlichen Situationen, in einem frühen Stadium mit nur mäßigem Erfolg und in fortgeschritteneren Stadien nicht mehr aufgenommen und korrekt angewandt werden können. Theoretisch wird dies untermauert durch die Ergebnisse der Plastizitätsforschung kognitiver Leistungsfähigkeit im Alter. Im Gegensatz zu "gesunden" Älteren fand sich bei Personen, die ein hohes Risiko für eine Demenzentwicklung aufweisen, eine reduzierte Reservekapazität (Sowarka 1992). Stattdessen ist es bei Demenzkranken sinnvoll, die Anforderungen der Umgebung an die kognitive Leistungsfähigkeit zu reduzieren oder spezifische Informationen bzw. Verhaltensweisen zu vermitteln (Helgenberger 1995).

Verhaltensauffälligkeiten

Die mit einer Demenzerkrankung ebenfalls verbundenen *Verhaltensauffälligkeiten,* wie aggressive Ausbrüche, Agitation, Schlafstörungen oder Orientierungsstörungen einschließlich Verlaufen in vertrauter Umgebung, stellen die Betreuer dementer Patienten jedoch oft vor größere Probleme als deren Vergesslichkeit. Hier können die nicht-pharmakologischen Vorgehensweisen, die erfolgreich zur Behandlung von Verhaltensauffälligkeiten eingesetzt wurden, nur gestreift werden: Mit behavioralen Methoden sind Therapieerfolge belegt (Miller und Morris 1993), wenn entsprechende Versuche auch bei vielen Patienten misslingen. In einer Studie zu Behandlungsmöglichkeiten von Inkontinenz konnten Burgio et al. (1988), um nur ein Beispiel herauszugreifen, durch eine graduelle Vergrößerung der Zeitintervalle zwischen den Aufforderungen zum Toilettengang von 2 auf 4 Stunden das Einnässen dementer Patienten auf die Hälfte reduzieren. Hier wird auch deutlich, dass ein Training Demenzkranker weniger auf Neulernen abzielt als auf das Wiedererlernen "verlorener" Fertigkeiten (Helgenberger 1995).

Wesentlich im Alltag der Behandlung Demenzkranker sind die vielfältigen Möglichkeiten der **Verhaltensmodifikation.** Patienten mit aggressiven Verhalten, Misstrauen, plötzlichem Weinen führen in der Regel zum Einsatz sedierender Medikamente, aggressiverer Haltung der Angehörigen und des Pflegepersonals, mit der Konsequenz des Einsperrens und Fixierens. In erster Linie müssen diese Verhaltensweisen ernst genommen werden, nach Bewältigungsmöglichkeit gesucht werden und beziehungsfördernde Maßnahmen eingeleitet werden. Wichtig ist auch die Klärung der Umgebungsbedingungen (Lichtverhältnisse, Mitpatienten) sowie medizinischer Probleme (wie z.B. Schmerzen, Exsikkose, Hunger). Neben einer emotional beruhigenden Atmosphäre ist die Hinlenkung auf vorhandene Kompetenzen und deren Förderung von größter Bedeutung ("Chaining", "Shaping", Modelllernen).

Für jede therapeutische Intervention und auch für die Verhaltensmodifikation ist es wesentlich den Patienten in seiner Einzigartigkeit, seiner Entwicklung zu würdigen, die Lebenssituation mit einzubeziehen, den Schweregrad und die Progredienz der Demenz zu kennen, die Zielvorstellungen und den Leidensdruck des Patienten und seiner Bezugsperson (Angehörige) mit einzuschätzen.

Auch unter Beachtung der o.g. Bedingungen für eine Verhaltensmodifikation sind Therapieerfolge nur dann aufrecht zu erhalten, wenn zumindest intervallmäßig weiterbehandelt wird. Einmalige Interventionen können zwar sehr erfolgreich sein, sind aber ohne fortführende Therapie wenig stabil.

Realitäts-Orientierungs-Training

Eine für demente Patienten entwickelte Therapieform, speziell bei Orientierungsproblemen, ist das *Realitäts-Orientierungs-Training,* **ROT** (Folsom und Taulbee 1966). Wenn auch diagnostische Angaben oft fehlen, so wurde ROT bislang offenbar überwiegend bei Heimpatienten mit einem dementiellen Syndrom angewendet. Das ROT ist eine verhaltenstherapeutische Strategie, die zur Selbständigkeit älterer Menschen beitragen soll. Man unterscheidet zwei Arten von ROT:

- Das informelle ROT (auch "24-Stunden-ROT"), eine kontinuierliche, die natürlichen Sozialkontakte zum Patienten ausnutzende Unterstützung bei der Orientierung (durch Wiederholung, Ermutigung etc., externe Hilfen, Einbeziehung von Familienangehörigen und/oder Pflegepersonal) und

- das formelle ROT, jeweils ca. 30 Minuten lang in Kleingruppen durchgeführt, anfangs nur als Ergänzung des 24-Stunden-ROT gedacht (auch "Klassenzimmer-ROT")

Für Generalisierung und Transfer der Effekte von ROT finden sich kaum Hinweise (Haag und Noll 1991). Die Ergebnisse lassen sich mit Kaschel et al. (1993) folgendermaßen zusammenfassen: "Die Effektivität von ROT im Hinblick auf eine bessere verbale Orientierung kann als gesichert gelten, sofern man "unbehandelte" Kontrollen zu diesem Vergleich heranzieht (d.h. Standardversorgung ohne ROT). Dagegen liefern Gruppenstudien, in denen anders behandelte Kontrollen verwendet wurden, im wesentlichen keine Überlegenheit von ROT. Generell sind ROT-Effekte nur mäßig ausgeprägt und auf das direkt trainierte bzw. ähnliches Material beschränkt."

Weitere Methoden, die zur Linderung der Situation Demenzkranker eingesetzt werden

Sie zielen nicht direkt auf eine Wiederherstellung bestimmter Funktionen, sondern eher auf eine **Verbesserung des allgemeinen Wohlbefindens** und des Klimas in der jeweiligen Einrichtung ab. Die verbreitetsten sind die **"Remineszenz"-Therapie** (Sprechen über persönliche Lebenserinnerungen in der Gruppe, vgl. Miller und Morris 1993), die **"Environment"-Therapie** (selbständiges Wohnen und Essen in kleinen Patientengruppen) oder **"Validation"** (empathisches Zuhören und Aufgreifen der im Gespräch vom Pat. gezeigten Gefühle). Ihre Wirkung ist schwer zu belegen und eigentlich bereits erreicht, wenn sich neben dem Patienten das Personal besser fühlt.

Entspannungsverfahren wie z.B. das **autogene Training** haben einen positiven Effekt auf leicht bis mittelschwere Demenzkranke (Hirsch 2001). Die Patienten werden aktiver, zeigen mehr Interesse an Kommunikation sowie vermehrte emotionale Ausgeglichenheit.

Eine weitere sehr neue Methode zur Verbesserung der Kommunikationsfähigkeit und der Konsolidierung des Gesamtfunktionsniveaus stellt die **paartherapeutische psychoedukative Gruppenarbeit** mit Demenzkranken und ihren pflegenden Angehörigen dar (Haupt et al. 2000). Die Untersuchung prüfte in einem offenen nichtkontrolliertem Design bei 32 Paaren (dementer Kranker und pflegender Angehöriger) über den Interventionszeitraum von 5 Monaten mit wöchentlichen Sitzungen die Wirksamkeit der Behandlung. Die positiven Ergebnisse zeigen im wesentlichen, dass sich bei den Kranken das adäquate Kommunikationsverhalten mit den pflegenden Partnern signifikant verstärkte. Bei den Angehörigen wurde das Verhalten im Umgang mit den Kranken ebenfalls signifikant verbessert und die Angehörigen spürten eine deutliche Entlastung trotz fortgesetzter Pflege. Bei der Behandlung und Betreuung der leicht bis mittelgradig erkrankten Dementen konnten sowohl die pflegenden Angehörigen als auch die Patienten gut profitieren. So ist der positive Effekt auf den pflegenden Angehörigen beachtenswert, der durch verhaltenstherapeutisch herbeigeführte Verhaltensverbesserung beim Kranken erzielt wird. Der o.g. paartherapeutische psy-

choedukative Gruppenansatz führte neben einer über 5 Monate andauernden Konsolidierung unterschiedlicher Alltagsfertigkeiten oft zu einer Verbesserung des sprachlichen Vermögens der Kranken und damit verbessertem Kommunikationsverhalten mit dem Partner. Für die pflegenden Angehörigen bedeutete die Gruppenintervention eine spürbare subjektive Verbesserung mit dem Gefühl der inneren Ruhe und des Entspanntseins. Die Einstellung bezüglich des kranken Partners wurde deutlich verständnisvoller.

- Gedächtnisstrategien im Sinne einer Herangehensweise an verschiedene Probleme können in fortgeschrittenen Demenzstadien nicht mehr erlernt werden
- Erhaltene Lernfähigkeiten, wenn auch eingeschränkt, sind bei Demenzpatienten zumindest in den Bereichen klassische und operante Konditionierung sowie motorisches und verbales Lernen belegt
- Einzelne, spezifische Informationen und Verhaltensweisen können auch in fortgeschrittenen Demenzstadien erlernt oder wiedererlernt werden
- Eine Fortführung der Interventionen ist meist Voraussetzung für eine Aufrechterhaltung der Effekte
- Behaviorale Aufforderungs- und Verstärkungstechniken sind erfolgreich bei Verhaltensstörungen (Aggression, Orientierungsprobleme, Einnässen, Agitation etc.)
- Realitäts-Orientierungs-Training verbessert einzelne kognitive Fertigkeiten, beeinflusst jedoch nicht generell die Leistungsfähigkeit oder die Stimmung positiv

Tab. 3.1: Hauptergebnisse der psychologischen Therapie bei Demenzpatienten (zit. n. Helgenberger 1995).

3.8.3. Paradigmenwechsel in der Gedächtnistherapie

Vor dem Hintergrund der Erfahrungen mit den genannten Personengruppen hat in den letzten Jahren ein entscheidender Paradigmenwechsel stattgefunden, dessen Inhalte in neueren Übersichtsarbeiten zur Gedächtnisrehabilitation angesprochen werden (von Cramon et al. 1993). Den

Interventionsversuchen bei "gesunden" älteren Menschen, bei Patienten neuropsychologischer Rehabilitationseinrichtungen, leicht kognitiv beeinträchtigten und eingeschränkt auch bei dementen Patienten ist einiges gemeinsam. So z.B. die Spezifität der Effekte, d.h. der geringe spontane Transfer auf andere als die geübten Bereiche oder die erhöhte Wirksamkeit bei einer zusätzlichen Manipulation gedächtnisassoziierter Bereiche. In Tab. 3.2 wird jeweils der traditionelle Ansatz der aktuellen Sichtweise gegenübergestellt.

Zwei grundsätzliche Herangehensweisen lassen sich in der psychologischen Therapie von Gedächtnisstörungen unterscheiden:

- Der in der Vergangenheit propagierte *therapeutische* oder *kurative* Ansatz, der auf eine Beseitigung oder Verminderung der zugrundeliegenden Defizite abzielt, und

- der *rehabilitative* oder *kompensatorische* Ansatz. Er strebt die Verringerung der Auswirkungen bestehender Defizite auf die Alltagsbewältigung an (Miller 1992). Als Hauptkriterium für die Bewertung von Therapieprogrammen hat sich in der Gedächtnisrehabilitation und der gerontologischen Literatur herauskristallisiert, ob der Betroffene mit den Anforderungen des Alltags trotz der bestehenden Einbußen zurechtkommt und die erworbenen Gedächtnisfähigkeiten aufrechterhalten kann (Storandt 1992)

Angesichts des geringen bis fehlenden spontanen Transfers des Gelernten wird eine Behandlung notwendig, die auf die individuellen Defizite zugeschnitten ist. Beispielsweise variiert der individuelle Nutzen einer Manipulation allgemeiner Leistungsfaktoren (z.B. des Erregungsniveaus) beträchtlich (Willis 1990), ebenso wie keine der einzelnen Gedächtniskomponenten bei allen Alternden gleichermaßen beeinträchtigt ist (Schaie und Labouvie-Vief 1974). Inwiefern von einem Gedächtnistraining profitiert wird, unterliegt einer so großen Variabilität, dass Haupteffekte überdeckt werden können, wie Schaffer und Poon (1982) in einer Studie zeigen konnten.

Traditionell	Aktuell
Kurativer Ansatz: Wiederherstellung verlorener Fähigkeiten	Kompensatorischer Ansatz: Rehabilitation
Ziel: Allgemeine Fähigkeiten	Ziel: Spezielle Fertigkeiten
Gruppenansatz	Individualisierter Ansatz
Reine Übung/komplizierte Mnemotechniken	Einfache interne und externe Strategien/ trainierter Transfer
Konzentration auf Defizite	Förderung verbliebener Fähigkeiten
Unimodale Behandlung	Multimodale Behandlung, Kombination mit verhaltenstherapeutischen Techniken

Tab. 3.2: Paradigmenwechsel in der Gedächtnisforschung (zit. n. Helgenberger 1995).

Spezifische Demenz-formen

4. Spezifische Demenzformen

4.1. Demenz bei Alzheimer`scher Erkrankung/Alzheimer Demenz (AD)

4.1.1. Einleitung

Alois Alzheimer beschrieb 1906 (sowie 1907, 1911) eine Form von Demenz, die um das fünfzigste Lebensjahr beginne und histologisch durch das Auftreten von neurofibrillären Bündeln in den Neuronen charakterisiert sei. Er beschrieb eine 51-jährige Patientin, bei der sich neben paranoiden Denkinhalten eine zunehmende Gedächtnisschwäche mit Störungen der räumlichen Orientierung sowie eine hochgradige Ratlosigkeit entwickelte. Während des 4 1/2 Jahre beobachteten Verlaufs stellten sich aphasische, agraphische und apraktische Erscheinungen ein. Ebenfalls schritt die Beeinträchtigung des Auffassungsvermögens deutlich voran und nach 4 1/2 Jahren starb die Patientin in einem Zustand schwersten geistigen Abbaus. Wenige Jahre später wurde diese Erkrankung als eine nosologisch eigenständige praesenile Demenz unter der Bezeichnung Alzheimer-Erkrankung in der 8. Auflage des Lehrbuchs von Kraepelin (1913) erwähnt. Etwa 40 - 60 % aller Demenzen sind nach klinisch-neuropathologischen Untersuchungen dem Morbus Alzheimer (Alzheimer Demenz: AD) zuzuordnen, weitere 10 – 15 % der gefäßbedingten vaskulären Demenz (VD) (Tomlinson et al. 1968, 1980; Jorm et al. 1987; Lauter und Kurz 1989, Lauter 1992) und 10 % den gemischten Formen (AD + VD).

4.1.2. Klinik und Verlauf

Psychopathologisch gesehen ist die Demenz ein Geflecht von **kognitiven Defiziten, Verhaltensauffälligkeiten (BPSD)** und **somatischen Krankheitszeichen.**

Für die **klinische Diagnose** einer AD sind gerade die kognitiven Symptome von größter Bedeutung, dies gilt insbesondere für die frühen Stadien der Erkrankung. Die Verhaltensauffälligkeiten und psychischen Störungen sind dagegen für die Angehörigen der Patienten und für die Pflegeperson von ganz besonderer Bedeutung und stehen für den praktischen Umgang mit den Patienten ganz im Vordergrund. Gerade die Verhaltensauffällig-

keiten tragen erheblich zur Belastung der Familie bei, wesentlich mehr als die kognitiven Einschränkungen. Sie sind darüber hinaus die häufigsten Anlässe für die Heimunterbringung.

Kognitive Symptome wie mnestische Störungen, Störungen des Denkvermögens, der Sprache, der Praxis und der Visuo-Konstruktion stehen insbesondere beim Beginn der Erkrankungen im Vordergrund und bilden die klassischen Kernsymptome.

Die **Verhaltensauffälligkeiten und psychischen Störungen (BPSD)** können in jeder Phase der Erkrankung auftreten, sind jedoch gehäuft in der mittleren und späten Phase zu finden. Wie bereits in Kap. 2.6. ausführlich beschrieben, handelt es sich dabei um Wahn, Halluzination, illusionäre Verkennungen, Depressivität, Angst, Labilität, Aggressivität, Enthemmung, Unruhe, Apathie, Aspontaneität und Veränderungen der Persönlichkeit.

Aufgrund der **Multimorbidität** alter Menschen, sowie im Rahmen der Demenzentwicklung gibt es eine Reihe **somatischer Störungen,** die in jeder Phase der Erkrankung auftreten können: Inkontinenz, Rigidität, Gangstörung, Primitivreflexe, Störungen der Körperhaltung, Krampfanfälle, Schluckstörungen, Appetitstörungen, Störungen des Schlaf-Wach-Rhythmus.

> Die Differenzierung in **kognitive, nichtkognitive** und **somatische** Symptome der AD hat sich sowohl klinisch-diagnostisch, wie auch therapeutisch bewährt. Für jeden der drei Symptomenkomplexe ergeben sich unterschiedliche Therapiestrategien.

Die Krankheit beginnt gelegentlich zwischen dem 50. und 60. Lebensjahr (früher Beginn), meist aber nach dem 65. Lebensjahr (später Beginn). Typischerweise entwickelt sich die Alzheimer Demenz (später Beginn, d.h. nach dem 65. Lebensjahr) **schleichend, langsam progredient** (☞ Abb. 4.1).

Viele Patienten mit später AD zeigen bereits **vor** dem Einsetzen kognitiver Defizite Veränderungen, die vor allem das Verhalten betreffen. Häufig werden von Angehörigen schon **vor** Beginn oder mit dem Einsetzen der kognitiven Veränderungen Anzeichen von Passivität, emotionalem Rückzug, emotionaler Instabilität (Labilität) sowie ein Rückgang an Sorgfalt, Verlässlichkeit und Aufmerksamkeit beschrieben. Neben diesen o.g. Veränderungen treten auch erste kognitive Probleme auf wie z.B. Probleme beim Lernen und Speichern neuer Information, bei der Ausführung gewohnter Tätigkeiten, bei der Orientierung in unvertrauter Umgebung und beim Finden von Wörtern im Gespräch. Jedes der oben aufgeführten Symptome kann Teil oder Problematik einer anderen medizinischen Krankheit oder psychischen Störung sein, daher ist äußerst sorgfältige Erfassung und Erhebung der Gesamtsymptomatik notwendig. Beim Vorliegen solcher **Frühwarnsignale** sollte eine genaue Fremdanamnese erhoben werden und ein eingehendes Interview mit dem Patienten durchgeführt werden, das eine Prüfung kognitiver Funktionen einschließt.

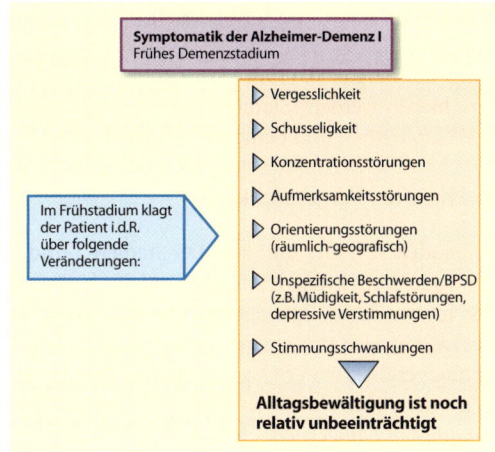

Abb. 4.2: Frühstadium der Demenz.

Beeinträchtigungen der *intellektuellen Fähigkeiten* (Abstraktionsfähigkeit, Urteilsfähigkeit) treten etwas **später im Verlauf** der Erkrankung auf, ferner *aphasische*, apraktische und agnostische Störungen (Werkzeugstörungen). Charakteristisch ist auch ein Verlust des Antriebes und der Initiative, wobei die Persönlichkeit des Patienten häufig noch lange gut erhalten bleibt ("Fassade"). Der Patient hilft sich bei Gedächtnislücken und Wortfindungsstörungen mit Phrasen und Umschreibungen. In den ersten Jahren ist die Stimmung häufig auch ängstlich, unsicher, ratlos. Länger anhaltende schwere Depressionen treten auf. Die Gesamtdauer der Alzheimer Demenz beträgt durchschnittlich 8 - 10 Jahre vom Krankheitsbeginn ab gerechnet (☞ Abb. 4.3).

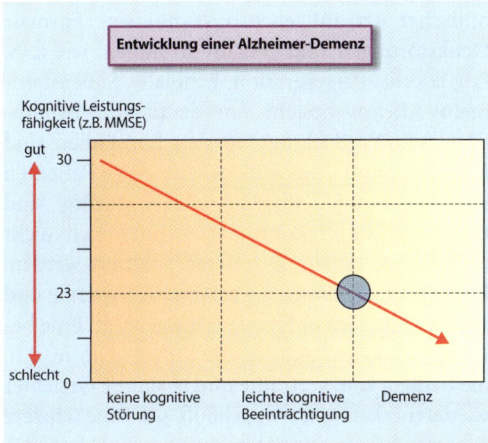

Abb. 4.1: Entwicklung einer Alzheimer Demenz.

Anfänglich machen sich Vergesslichkeit, "Schussligkeit", *Störungen des Kurzzeitgedächtnisses* bemerkbar, sowie schon sehr frühzeitig räumlich-geografische Orientierungsstörungen, die gestörte Raumauffassung kann sich auch als *optisch-räumliche Konstruktionsschwäche* äußern (☞ Abb. 4.2).

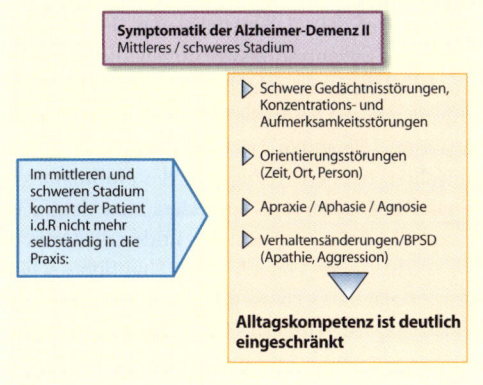

Abb. 4.3: Mittleres und schweres Demenzstadium.

Verlaufsstadien nach Reisberg

Nach Reisberg et al. (1982) können 3 Stadien unterschieden werden (Stadium der Vergesslichkeit, der Verwirrtheit und dementes Stadium).

▶ Phase der Vergesslichkeit

Es handelt sich hier um die GDS-Stadien **2 und 3** (☞ Kap. 2.4.5.). Die frühesten Defizite bestehen fast immer darin, dass der Patient nicht mehr in der Lage ist, sich an Namen zu erinnern und dass er häufig vergisst, wo er Gegenstände hingelegt hat. Wie das *Gedächtnis* sind auch die *optisch-räumlichen Fähigkeiten* schon früh beeinträchtigt. Die Patienten verfahren sich auf dem Weg zur Arbeit, finden aber hin. Sie könne keine *dreidimensionalen Figuren* mehr zeichnen, machen Fehler dabei. Häufig haben diese Patienten leichte Schwierigkeiten beim Finden richtiger Worte (Wortfindungsstörungen), dagegen ist das Benennen von Objekten in dieser Phase gut erhalten.

▶ Phase der Verwirrtheit

Es handelt sich primär um die GDS-Stadien **3 - 4**, wobei eine Überlappung mit dem Stadium der Vergesslichkeit besteht. Das GDS-Stadium 3 entspricht der Leichten Kognitivien Beeinträchtigung (☞ Kap. 5.) und GDS-Stadium 4 einer frühen Demenz (leichte Demenz). Das Defizit im Denken wird offensichtlicher, besonders für diejenigen, die den Patienten gut kennen. Patienten bemerken dies selbst, werden deswegen häufig depressiv, niedergeschlagen, ängstlich und fangen an, ihre kognitiven Defizite zu bagatellisieren. Es bestehen deutliche Konzentrationsstörungen, die unmittelbare Wiedergabe ist jedoch unauffällig. Das *Kurzzeitgedächtnis* ist deutlicher beeinträchtigt. Namen vertrauter Personen werden ebenfalls schon schlechter erinnert. Patienten, die ambulant zur Behandlung kommen, vergessen, aus dem Zug oder der U-Bahn auszusteigen, finden die Örtlichkeit nicht mehr, haben auch häufiger schon Schwierigkeiten, sich an das genaue Datum oder Wochentag zu erinnern. Ausweichende Antworten, Phrasen und Erklärungen für nicht Gewusstes oder Erinnertes werden häufiger eingesetzt. Die Persönlichkeit ist jedoch noch weiterhin gut erhalten. Der Patient versucht, seine Defizite mehr oder weniger erfolgreich zu verbergen.

▶ Phase der Demenz

Die GDS-Stadien 5, 6 und 7 werden als mittelschwere (GDS 5) und schwere Demenz bezeichnet. In den GDS-Stadien 4 (leicht), insbesondere aber 5, 6 und 7 sind die Patienten schon deutlich auffällig. Sie können sich alleine nur noch schwer versorgen, sind auf die Hilfe anderer angewiesen, sind häufig in allen Qualitäten *desorientiert*, sowohl das Kurz- als auch das *Langzeitgedächtnis* sind beeinträchtigt. Viele dieser Patienten konnten die letzten Jahre nichts mehr speichern, sind daher zeitlich auf andere Jahre fixiert. Die Wahrnehmung der kognitiven Defizite ist partiell nicht mehr vorhanden. Angst, Aggression und Feindseligkeit treten auf, ebenso Affektinkontinenz. Viele dieser Patienten sind auf ihren Besitz und Eigentum fixiert, verstecken Gegenstände, entwickeln paranoide Ängste, dass jemand in die Wohnung einbrechen könnte, verbarrikadieren sich, sind auch Angehörigen gegenüber plötzlich misstrauisch. Es treten auch häufiger Halluzinationen akustischer und optischer Art auf, ebenso Wahnideen. Formale Denkstörungen sind gehäuft zu finden, wie z. B. Logoklonie, Perseveration, Echolalie, Silbenstammeln. Affektiv besteht eine deutliche Abstumpfung und Verflachung. In den Endstadien sind Mutismus und Stupor nicht selten. Die Patienten sind und werden intensiv pflegebedürftig, sind urin- und stuhlinkontinent, können sich nicht mehr selbst ernähren, müssen gefüttert werden. Die *Werkzeugstörungen* wie Aphasie, Apraxie und Agnosie sind besonders stark ausgeprägt. Eine besondere Art der Agnosie, die Prosopagnosie, d.h. die Unfähigkeit, vertraute und bekannte Gesichter wiederzuerkennen, tritt gehäuft auf. Eine schwere Beeinträchtigung der Abstraktions- und Urteilsfähigkeit, Neigung zu Konkretismus stehen in den späteren Stadien im Vordergrund. In den Endstadien können, allerdings sehr selten, Witzelsucht auftreten, aber auch das Klüver-Bucy-Syndrom, einhergehend mit sensorischer Agnosie, Fresssucht, hyperoralem Verhalten, Hypersexualtität und schwer vergröbertem sozialem Verhalten. Selten sind epileptische oder myoklonische Anfälle.

4.1.3. Psychometrische Tests zur Diagnose

Für die Prüfung kognitiver Funktionen und Verhaltensauffälligkeiten sowie der Alltagsaktivitäten steht eine breite Palette an Untersuchungsinstrumenten zur Verfügung (Überblick ☞ Kap. 2.4.) Ihre Verwendung empfiehlt sich auch zum Zwecke der Befunddokumentation und der Verlaufskontrolle (zum Vergleich verschiedener Instrumente (☞ Tab. 4.1).

- Zur Erfassung der **kognitiven Symptome** empfiehlt sich im Minimum die Anwendung des MMSE oder falls es sich um leichte Stadien handelt der SIDAM-Score (SISCO)(☞ Kap. 2.4.4.). Zur Spezifizierung der Gedächtnisfunktionen ist der Syndrom Kurztest (SKT) gut geeignet
- Zur Erfassung der Verhaltensauffälligkeiten und psychischen Störungen bei Demenz hat sich die BEHAVE-AD (Reisberg et al. 1987) bewährt (☞ Kap. 2.4.7.). Dieses Erhebungsinstrument erlaubt die Erfassung und Quantifizierung von Verhaltensstörungen bei AD und beinhaltet Symptome wie: Wahn, Halluzination, Depressivität, Angst, **Unruhe** (Agitation), Tag-Nacht-Umkehr, Aggressivität. Unruhe ist die häufigste Verhaltensauffälligkeit bei AD, gefolgt von Wahn, Angst, Depression und Halluzinationen (Luxenberg 1998)

- Zur Einschätzung des Schweregrades hat sich überwiegend die **Global Deterioration Scale (GDS)** international etabliert (☞ Kap. 2.4.5.)
- Die Alltagsaktivitäten (ADL-Activity of Daily Living) werden mit entsprechenden Skalen erfasst, die **ADL-Skala von Lawton und Brody** (1969) ist im SIDAM enthalten, darüber hinaus empfiehlt sich die **Bayer-ADL-Skala** (☞ Kap. 2.4.6.), die **NAB** sowie die Disability Assessment in Dementia Scale –**DADS-Skala** von Gauthier et al. (1997) (☞ Kap. 2.4.6.)

> **Cave:** Es muss betont werden, dass **Testung** gerade bei dementen Patienten nur sinnvoll ist im Rahmen einer ausführlichen klinischen Befunderhebung, einer Anamnese und insbesondere einer Fremdanamnese. Nur im **gesamten Kontext** des diagnostischen Prozesses lassen sich die Befunde psychometrischer Tests valide interpretieren.

	MMSE	SIDAM (SISCO)	ADAS	SKT	NAI
Orientierung	+	+	+	-	-
Kognitives Tempo	-	-	-	+	+
Kurzfristiges Memorieren	-	+	-	-	+
Mittelfristiges Memorieren	(+)	+	+	+	+
Wiedererkennen	-	+	+	+	+
Benennnen	(+)	+	+	+	+
Verbale Flüssigkeit	-	+	+	-	-
Kopfrechnen	+	+	-	(+)	-
Abstraktes Denken	-	+	+	-	-
Aufmerksamkeit	(+)	+	-	+	+
Konstruktive Praxis	+	+	+	-	-
Apraxie	-	+	-	-	+
ADL	+	+	+	-	-
Psychisches Befinden	-	+	+	-	+
Verhalten	-	+	+	-	-
Vegetativum	-	-	+	-	-
Bewegung/Motorik	-	-	+	-	-
Differential-Diagnose	-	+	-	-	-
Parallel-Versionen	-	+	+	+	+
Dauer in Minuten	10	15-30	30-40	15	60

Tab. 4.1: Psychometrische und neuropsychologische Tests zur Diagnose der Alzheimer Demenz.

Da eine Vielzahl von psychometrischen Tests und Skalen auf dem Markt ist, sollte eine Auswahl getroffen werden. Diese muss sich primär auch an der Symptomatik der zu untersuchenden Patienten ausrichten. Wie der Tab. 4.1 zu entnehmen ist, weisen die in Deutschland am häufigsten gebrauchten Tests zur Erfassung der **kognitiven Beeinträchtigung** unterschiedliche Profile auf. Die Auswahl eines derartigen Tests erfordert also auch die Einschätzung des benötigten Spektrums, das erfasst werden soll (☞ Tab. 4.1).

> *Tipp für die Praxis*
> Tests zur Erfassung der AD (Auswahl) (☞ Kap. 2.4.):
> - Kognitives Screening: MMSE oder SISCO
> - Gedächtnis: SKT
> - Verhalten (BPSD): BEHAVE-AD
> - Schweregrad: GDS
> - Alltagsaktivitäten (ADL): DADS oder NAB

4.1.4. Diagnose und Klassifikation

Der diagnostische Prozess umfasst neben der Erfassung der Symptomatik (kognitiv, nicht-kognitiv), des Verlaufs, der körperlichen und technischen Untersuchung, eine gründliche Anamnese und insbesondere bei dementen Patienten eine Fremdanamnese (siehe hierzu ausführlich Kap. 2.). Zusätzlich erfolgt eine Objektivierung der Befunde (psychisch und körperlich).

Um eine klinische Diagnose nach ICD-10 oder DSM-IV erstellen zu können, müssen die wesentlichen Erkennungsmerkmale der Demenz bei Alzheimer Krankheit erfasst worden sein:

- Langsam schleichender Beginn

- Allmählich progrediente Verschlechterung der kognitiven Symptomatik

- Zu Beginn der Erkrankung Dominanz von kognitiven Störungen für die sich keine anderen Ursachen erkennen lassen

- Verhaltensauffälligkeiten (BPSD) häufen sich im mittleren Stadium der Erkrankung

- Depressivität ist besonders häufig in den frühen Stadien

Diese Erkennungsmerkmale bilden den Kern der ICD-10 Kriterien für AD.

ICD-10 unterscheidet zwischen der **Alzheimer Krankheit** mit **frühem** und **spätem Beginn**. Diesen beiden Formen werden unterschiedliche Verlaufs- und Symptomcharakteristiken zugeordnet.

Demenz bei Alzheimer Krankheit mit frühem Beginn (nach ICD-10)

Die Alzheimer Krankheit kann in Ausnahmefällen schon vor dem 40. Lebensjahr einsetzen, öfter zwischen dem 50. und 60. Lebensjahr, meist aber erst im Senium (über 65 Jahre). Im Vergleich zur Gesamtbevölkerung ist die Wahrscheinlichkeit eine AD mit frühem Beginn zu entwickeln bei biologischen Verwandten ersten Grades deutlich erhöht. Der Verlauf ist bei präsenilem Krankheitsbeginn deutlich progredienter, rascher und die Werkzeugstörungen sind prägnanter und heben sich vor dem Hintergrund anderer, besser erhaltener, kognitiver Fähigkeiten ab. Schon sehr frühzeitig treten räumliche Orientierungsstörungen auf.

> 1. Die Kriterien für die Demenz bei Alzheimer Krankheit (F 00) müssen erfüllt sein und der Krankheitsbeginn liegt **vor** dem 65. Lebensjahr.
> 2. Außerdem muss mindestens eine der folgenden Bedingungen erfüllt sein:
> a) Nachweis eines **relativ plötzlichen** Beginns und einer raschen Progredienz.
> b) Zusätzlich zur Gedächtnisstörung eine amnestische oder sensorische Aphasie, Agraphie, Alexie, Akalkulie oder Apraxie (als Hinweis auf das Vorliegen einer temporalen, parietalen und/oder frontalen Beteiligung).

Tab. 4.2: ICD-10 F 00.0 Demenz bei Alzheimer Krankheit mit frühem Beginn.

Demenz bei Alzheimer Krankheit mit spätem Beginn

Dies ist die häufigste Form der AD (ausführliche Beschreibung im Kap. 4.1.2.).

1. Die Kriterien für die Demenz bei Alzheimer Krankheit (F 00) müssen erfüllt sein und der Krankheitsbeginn liegt bei 65 Jahren oder darüber.

2. Außerdem muss mindestens eine der folgenden Bedingungen erfüllt sein:

a) Nachweis eines sehr **langsamen Beginns** und einer allmählichen Progredienz (die Geschwindigkeit der letzteren wird nur retrospektiv nach einem Verlauf von 3 oder mehreren Jahren deutlich).

b) Vorherrschen der Gedächtnisstörung (Kriterium G1.1) gegenüber der intellektuellen Beeinträchtigung (Kriterium G1.2) (siehe allgemeine Kriterien für Demenz).

Tab. 4.3: ICD-10: F 00.1 Demenz bei Alzheimer Krankheit mit spätem Beginn.

Die allgemeinen Demenzkriterien wurden in Kap. 2.8. bereits beschrieben. Die ICD-10-Definition der Alzheimer Krankheit mit frühem und späten Beginn ist international akzeptiert und ähnelt auch der Definition der Alzheimer Demenz nach DSM-IV (Saß et al. 1996a, APA 1994).

Atypische Form der Alzheimer Krankheit

ICD-10 unterscheidet noch eine atypische oder gemischte Form der Alzheimer Krankheit: entweder zeigen sich atypische Merkmale durch eine Vermischung der Kriterien von früh und spät beginnender Alzheimer Krankheit oder es besteht eine Mischsymptomatik zwischen der einer Alzheimer Demenz und Vaskulären Demenz (☞ Kap. 4.1.6.3.).

▶ Weitere für die Diagnose einer AD stützende klinische Merkmale

- Fortschreitende Störung von Sprache, Praxie, Gnosie, Beeinträchtigung von Alltagsfunktionen, Verhaltensänderungen, normaler Liquor, normales EEG, allgemeine Atrophie im CT

- Mit der Diagnose vereinbare Merkmale sind durchaus affektive und psychotische Symptome (BPSD), erhöhter Muskeltonus, Myoklonus und Gangstörung im fortgeschrittenen Stadium, normales CT, auch Plateaus im Fortschreiten der Krankheit

- Der Diagnose widersprechende Merkmale sind: akuter apoplektischer Beginn, fokale neurologische Befunde, Krampfanfälle oder Gangstörungen früh im Krankheitsverlauf

- Typisches Alter: Beginn zwischen dem 40. und 90. Lebensjahr, wobei die meisten Fälle im Alter von 65 und darüber entstehen. Der frühe Beginn ist eher selten und weist grundsätzlich einen rascheren und maligneren Verlauf auf

Cave: AD ist eine Ausschlussdiagnose!
In jedem Fall kann die Alzheimer Demenz (AD) nach ICD-10 und DSM-IV nur dann diagnostiziert werden, wenn es keinen Hinweis auf eine andere spezifische Ursache für die Demenz gibt oder auf andere spezifische, zerebrale, systemische oder funktionelle Krankheiten die eine Demenz verursachen können.

4.1.5. Differentialdiagnose

Aufgrund der Problematik, die Alzheimer`sche Krankheit direkt neuropathologisch oder laborchemisch in vivo nachzuweisen, kann die Diagnose erst nach Ausschluss anderer Demenzursachen gestellt werden. Dies bedeutet, dass der Kliniker die **wichtigsten** Differentialdiagnosen in jedem Fall abklären muss, insbesondere auch unter Berücksichtigung reversibler und teilreversibler Demenzformen.

Erster Schritt

In einem ersten Schritt **der Differentialdiagnostik** sollten sekundäre oder symptomatische Demenzen abgeklärt werden (☞ Kap. 2.9.1. und Tab. 2.5): Endokrinopathien, Infektionen, Intoxikationen, Prionerkrankungen, Vitaminmangelkrankheiten, Elektrolytstörungen, vaskuläre Erkrankungen, Hirntumoren, chronisches subdurales Hämatom, Normaldruckhydrocephalus, Enzephalitidien.

In der Regel handelt es sich um sekundäre zerebrale Erkrankungen als Folge chronischer, extrazerebraler Organ- oder Systemerkrankung, die zu einer Schädigung des Hirns führen. **Am häufigsten** und daher bevorzugt auszuschließen sind: die vaskuläre Demenz, die Hypothyreose, chronische Folgen von Alkoholabhängigkeit, Normaldruckhydrocephalus, Elektrolytstörungen und Schädelhirn-Traumata.

Zweiter Schritt

In einem zweiten Schritt sollten die sogenannten **primär-degenerativen Demenzen** differentialdiagnostisch abgeklärt werden. Besonders wichtig unter differentialdiagnostischen Gesichtspunkten ist hier die Demenz bei Morbus Parkinson, die Lewy-Körperchen-Demenz, Morbus Pick, Creutzfeldt-Jakob-Krankheit und Chorea Huntington.

Dritter Schritt

Der dritte Schritt ist die Verifizierung der Alzheimer Demenz im Sinne einer Ausschlussdiagnose. Vor der klinisch gestellten Diagnose einer Alzheimer Demenz (nicht zu verwechseln mit der neuropathologischen Diagnose einer Alzheimer Erkrankung bzw. eines Morbus Alzheimer) muss noch ein **Delir** oder eine **Depression** als wichtigste psychiatrische Differentialdiagnosen ausgeschlossen werden.

Testung

Nach Verifizierung der klinisch gestellten Diagnose einer AD erfolgt die psychometrische/neuropsychologische Testung, um zu klären, welche Defizite, aber auch gesunde Funktionsbereiche bei dem Patienten vorliegen. Ferner wird der Schweregrad mit Hilfe der GDS festgestellt, zusätzlich noch die psychosoziale Funktionsfähigkeit mit Hilfe einer ADL-Skala (☞ Kap. 2.4. und 2.5.).

4.1.6. Ätiologie

4.1.6.1. Neuropathologische Befunde

Neuropathologisch findet sich eine ausgeprägte Atrophie des Gehirns (☞ Tab. 4.4) im Mittel um 10 - 20 % mehr als bei gesunden älteren Menschen.

- Verlust an Hirnmasse insgesamt
- teilweise Gehirn von Alzheimer-Patienten bis zu 500 g leichter als bei gesunden Normalpersonen gleichen Alters
- Schrumpfung bestimmter Hirnareale: Temporallappen, Hippocampus, Regio entorhinalis, (Meynert-Basalkerne, Amygdala), Frontallappen
- kompensatorisch Vergrößerung der Ventrikel und der äußeren Liquorräume

Tab. 4.4: Alzheimer-Krankheit: Cerebrale Atrophie.

Makroskopisch ist die Alzheimer-Erkrankung durch eine deutliche Hirnatrophie, vorwiegend temporal und frontal mit Verschmälerung der Hirnrinde und Ausweitung der Sulci charakterisiert.

- intrazellulär eingeschlossene Körperchen
- paarweise umeinander gewundene Filamente in einer charakteristischen Doppel-Helix-Struktur
- Überreste von zerstörten neuronalen Mikrotubuli
- bestehen größtenteils aus hyperphosphoryliertem τ-Protein

Tab. 4.5: Alzheimer-Krankheit: Neurofibrilläre Bündel.

Mikroskopisch gehört ein Nervenzellverlust mit neurofibrillären Bündel (NFB) (☞ Tab. 4.5), eine Rarifizierung des Dendritenbaumes (☞ Abb. 4.4), die Bildung von senilen Plaques und granulovakuolären Degenerationen zum typischen Bild des Morbus Alzheimer. Am stärksten betroffen sind die zentralen und medialen Anteile des limbischen Systems (Amygdalae, *Hippokampus*).

Im Neocortex betrifft der Neuronenverlust vor allem die großen Pyramidenzellen (☞ Abb 4.5). Sie sind im Vergleich zum normalen Alter um 30 % reduziert. Die Abschnitte des Temporallappens und Parietallappens sowie des enterorhinalen Cortex sind am häufigsten vom Zellverlust betroffen (Bondareff 1996, Förstl et al. 1994, Förstl 1997).

4.1.6.2. Neurochemische Befunde

Bei der AD finden sich deutliche Beeinträchtigungen und Defizite in verschiedenen Neurotransmittersystemen (Übersicht: Zaudig 1998), die alle aus spezifischen Kerngebieten des Basalhirns und des Hirnstamms ihren Ursprung nehmen und dann ihre Fortsätze und Nervenbahnen in die gesamte Hirnrinde schicken.

- Neurochemisch findet man im autoptischen Material vor allen Dingen eine Abnahme der *cholinergen* Aktivität im Cortex, d.h., es handelt sich dabei um eine mehr als 50 %ige Reduktion der Enzyme Acetylcholintransferase und Acetylcholinesterase gegenüber gleichaltrigen, nicht dementen Kontrollfällen. Am stärksten ausgeprägt ist das *cholinerge Defizit* im *Hippokampus*, in den Amygdalae und im Temporallappen

normale Erwachsene	frühes Stadium	mittleres Stadium	spätes Stadium
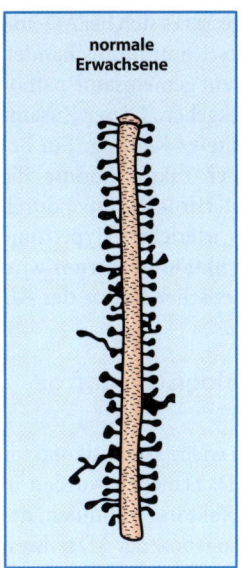	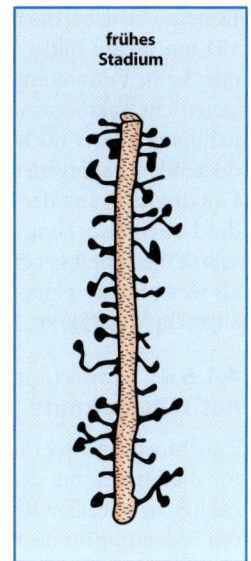	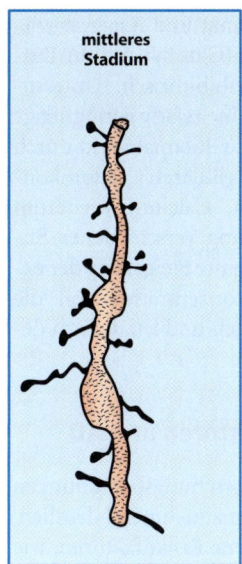	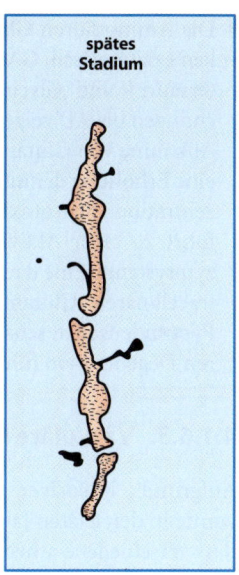

Abb. 4.4: Veränderungen von Synapsen und Dendriten kortikaler Pyramidenzellen im Laufe der Entwicklung einer Alzheimer Demenz.

normale Erwachsene	frühes Stadium	mittleres Stadium	spätes Stadium
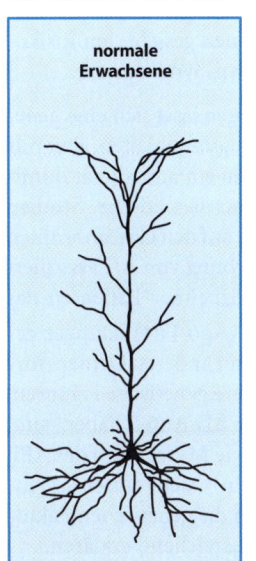	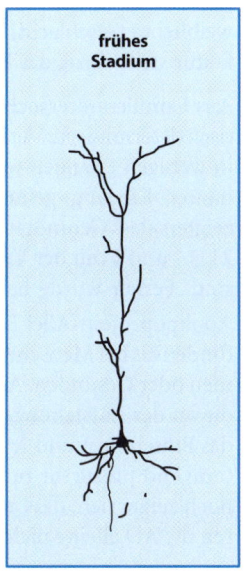	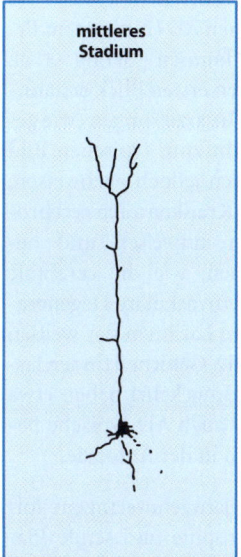	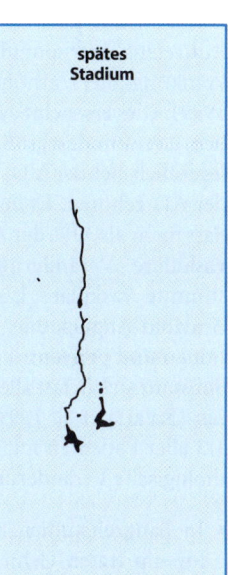

Abb. 4.5: Veränderungen kortikaler Pyramidenzellen und ihrer Dendriten im Laufe der Entwicklung einer Alzheimer Demenz.

- Für das **serotonerge System** konnte eine Konzentrationsabnahme von 5-Hydroxytryptamin (5-HT) insbesondere im *Hippokampus* und im temporalen Cortex nachgewiesen werden
- Die Veränderungen des **noradrenergen Transmittersystems** sind von geringerem Grad und zeigen keine ähnlich klare lokalisatorische Beziehung zu den histopathologischen Krankheitsmerkmalen
- Konzentrationsminderung von **Dopamin** und dem Hauptmetaboliten Homovanillinsäure fanden sich vereinzelt im *dopaminergen* System. Man ist jedoch grundsätzlich der Ansicht, dass es sich um sekundäre Phänomene im Endstadium der Alzheimer Krankheit handelt

- Die Aminosäuren **Glutamat** und Aspartat wirken exzitatorisch, GABA (Gamma-Amino-Buttersäure) und Glycin inhibitorisch. Untersuchungen bei AD zeigen eine relativ geringfügige Abnahme von Glutamat. Glutamat wirkt durch eine Erhöhung der intracellulären Calciumkonzentration neurotoxisch, Calcium wiederum führt zu einer Aktivierung verschiedener Enzymsysteme. Eine dauerhafte Steigerung der extracellulären Glutamatkonzentration soll die Pyramidenzellen schädigen und letztlich zu deren Degeneration führen

4.1.6.3. Vaskuläre Faktoren und AD

Aufgrund intensiver Forschungsbemühungen wurde in den letzten Jahren zunehmend deutlich, dass verschiedene atherogene Risikofaktoren, wie arterielle Hypertonie (☞ Kap. 3.6. und 4.2.4.1.), Diabetes mellitus (☞ Kap. 3.7. sowie 4.5.) und Nikotinkonsum auch die Wahrscheinlichkeit des Auftretens einer sporadischen AD (mit spätem Erkrankungsalter) erhöhen können (Skoog et al. 1999). Dies erscheint auf den ersten Blick erstaunlich, da zumindest größere Infarzierungen (wie gelegentlich bei der VD) nicht zum typischen Bild der AD gehören. Es ließ sich jedoch nachweisen, dass mehr als **30 % der AD-Kranken auch cerebrovaskuläre Veränderungen** aufweisen und bestimmte vaskuläre Läsionen, wie die cerebrale Amyloid-Angiopathie, mikrovaskuläre Degenerationen und periventrikuläre Läsionen der weißen Substanz sich in fast allen AD-Gehirnen finden lassen (Kalaria et al. 1999). Umgekehrt haben etwa 1/3 aller Patienten mit VD auch AD-typische pathologische Veränderungen in der Autopsie.

- In Langzeitstudien mit jahrzehntelangem follow-up traten Gehirnatrophie und senile Plaques im Neokortex und Hippokampus signifikant häufiger auf, wenn der **systolische Blutdruck** in der Lebensmitte 160 mmHg oder mehr betrug

- Eine Erhöhung des **diastolischen Blutdruck** über 95 mmHg in der Lebensmitte war im Alter assoziiert mit einer Vermehrung der neurofibrillären Bündel im Hippokampus (Petrovitch et al. 2000). Das heißt, die typische neuropathologische Konstellation der AD tritt gehäuft bei einer langjährigen Blutdruckerhöhung auf

Es stellt sich dabei die Frage, ob es sich bei AD und VD um polare Bilder eines Kontinuums handelt oder beide Erkrankungen auf gemeinsame pathogenetische Faktoren zurückgehen. Dieser Zusammenhang bedarf noch weiterer Klärung. Ein bedeutender pathogenetischer Faktor könnte die Funktionsstörung der Blut-Hirn-Schranke durch die Dauereinwirkung der arteriellen Hypertonie sein. Eine Schrankendysfunktion wiederum wird als wesentlicher pathogenetischer Faktor der AD angeschuldigt (Skoog 1997).

4.1.6.4. Molekularbiologische und genetische Befunde

Zunehmendes Alter ist der wichtigste Risikofaktor für die Entstehung der AD. Daneben wurden in zahlreichen Studien Risikofaktoren gefunden, deren Bedeutung für die Pathogenese der AD teilweise noch nicht endgültig geklärt sind (früheres Hirntrauma (multipel), Depression, Toxinexposition (z.B. Aluminium), niedriger Bildungsstand, weibliches Geschlecht). Einen gesicherten Risikofaktor stellt einzig das Down-Syndrom dar.

Aus Familienuntersuchungen lässt sich eine genetisch determinierte Veranlagung ableiten, aber nur in wenigen Familien wurde ein autosomal dominanter Erbgang gefunden. Genetische Studien zeigten, dass Genmutation auf den Chromosomen 21, 14 und 1 mit der Vererbung von AD assoziiert sind. Ferner wurde bei Alzheimer-Patienten das Apolipoprotein-Allel Eε4 (Apo-Eε4) häufiger gefunden als bei Menschen mit anderen Demenzformen oder Gesunden. Andere genetische Faktoren, die an der Entstehung der AD Anteil haben, sind das Präsenilin 1 und 2, sowie Mutationen des APP (amyloid precursor protein) (siehe unten). Dennoch zeigte sich, dass auch die genetischen Faktoren die AD alleine nicht ausreichend erklären.

> Neben Umweltfaktoren sind genetische Faktoren und das Lebensalter für die Pathogenese der AD von größter Bedeutung.

In den 80er Jahren gelang es, die chemische Struktur und die Herkunft der für die Alzheimer'sche Erkrankung charakteristischen Eiweißablagerungen aufzuklären (Masters et al. 1985). Der Zelltod vieler Ganglienzellen im Rahmen des Morbus Alzheimers wird möglicherweise durch die Anhäufung eines wasser- und fettunlöslichen kleinen Polypeptides (43 Aminosäuren), des Beta-Amyloid-Proteins (Beta-A-4) gefördert. Es entsteht durch den Bruch eines größeren, in der Zellmembran liegenden Vorläuferproteins (Amyloid Precursor Protein - APP) (Dyrks et al. 1988). Dieses für die Funktion der Nervenzellmembran im allgemeinen und für die Erregungsübertragung im besonderen notwendige APP wird von einem auf dem Chromosom 21 gelegenen Gen kodiert. Mit der Lokalisierung dieses APP auf dem Chromosom 21 ist gezeigt, dass jeder Mensch Amyloid-Vorläuferproteine synthetisieren und unter pathologischen Bedingungen in Beta-A-4-Protein umwandeln kann (☞ Abb. 4.6). Diese Lokalisierung könnte auch erklären, warum Menschen mit Trisomie-21 (Down-Syndrom), von denen die überwiegende Mehrheit drei komplette Chromosomen 21 haben, ein höheres Risiko für die Alzheimer'sche Krankheit tragen als die Normalbevölkerung.

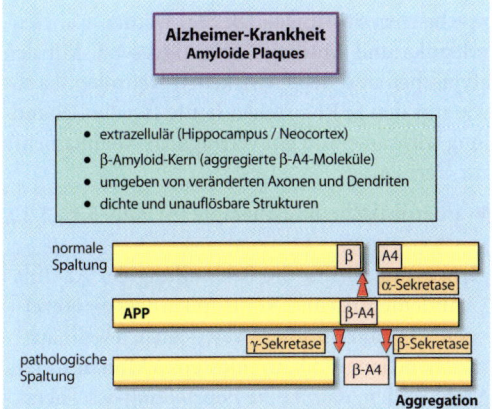

Abb. 4.6: Amyloide Plaques.

Einige Forschergruppen haben versucht herauszufinden, wie viele Jahre zwischen dem ersten Auftreten von Beta-A4-Ablagerungen und dem Ausbruch der Alzheimer'schen Krankheit liegen (Davis et al. 1988, Rumble et al. 1989). Beide Gruppen fanden, dass dies etwa 30 Jahre sind. Die Analyse des Hirngewebes von Patienten mit Trisomie 21 wies auf eine 30-jährige praeklinische Eiweißablagerungsperiode hin und ergab, dass die Ablagerung von Beta-A4-Proteinen bei diesen Patienten etwa 30 Jahre früher als bei der Normalbevölkerung beginnt (Rumble et al. 1989). Amyloid-Ablagerungen konnten bereits im Hirn eines 13jährigen Patienten mit Down-Syndrom

nachgewiesen werden, während in Hirnen der normal alternden Population dies erst in der 6. Lebensdekade der Fall war (Bayreuther et al. 1992).

Nach Maier und Heun (1997) stellt die Alzheimer Demenz ein hoffnungsvolles Beispiel in der psychiatrischen Genetik dar: "Die Spezifität und Sensitivität der Fallidentifikation ist zwar sehr begrenzt, es besteht genetische Heterogenität und zusätzlich ist die ätiologische Relevanz von bislang nicht sicher identifizierten umgebungsbezogenen Risikofaktoren zu vermuten. Trotz dieser erschwerenden Bedingungen konnten verschiedene genetische Wirkfaktoren identifiziert werden. Die genetischen Kopplungs- und Assoziationsbefunde zu Apolipoproteinen konnten zugleich die pathophysiologische Ursachenforschung entscheidend befruchten. Die gut replizierten Assoziationsbefunde zum Apo-Eε4-Allel sind von besonderem klinischen Interesse, da sie nicht nur für die relativ seltene, früh beginnende Alzheimer Demenz, sondern auch für die häufige, spät beginnende Alzheimer Demenz gelten".

4.1.6.5. Andere ätiologische Befunde zur AD

▶ Oxidative Vorgänge

Es gibt Hinweise auf eine Schädigung der Nervenzelle durch freie Radikale über komplexe biochemische Prozesse und Verflechtungen mit der Synthese pathogenetisch bedeutsamer abnormer Polypeptide. Dies führte u.a. zur Erprobung von Antioxidantien, Vitamin E, des MAO-B-Hemmers Selegilin, Vitamin C und Glutathion (Ando et al. 1998).

▶ Entzündungsvorgänge

Entzündungsvorgänge, welche die pathologische Ablagerung von Polypeptiden in den Neuronen begleiten und den resultierenden neurotoxischen Zerfall mit großer Wahrscheinlichkeit beschleunigen, scheinen auch eine wichtige Rolle für die Entwicklung der AD zu spielen. Dies führte zur Überlegung Antiphlogistika zur Behandlung der AD einzusetzen. Epidemiologische Studien fanden eine inverse Korrelation zwischen Antiphlogistikaverschreibung und Häufigkeit der AD (Aisen und Pasinetti 1998).

▶ Endokrine Ursachen

Aufgrund epidemiologischer Studien gibt es Hinweise auf die präventive Wirkung von Östrogenen (hinsichtlich der Entwicklung der AD). Östrogene scheinen auf vielfältige Weise in die pathogenetische Kette der Erkrankung einzugreifen, u.a. über die Stimulation des NGF (nerve growth factor), der Verbesserung der Blutzirkulation und Förderung der cholinergen Transmission (Giacobini 1998).

4.1.7. Therapie

Die **Therapie der AD** (☞ Kap. 3.) setzt sich immer aus mehreren Bestandteilen zusammen, die in einzelnen Therapieabschnitten (Stadien) unterschiedlich miteinander kombiniert und akzentuiert werden müssen:

- Pharmakotherapie der kognitiven Symptome (z.B. Nootropika und Antidementiva) (☞ Kap. 3.1. und 3.2.)
- Pharmakotherapie nichtkognitiver Symptome (BPSD) z.B. atypische Neuroleptika, Antidepressiva (☞ Kap. 3.3., 3.4., 3.5.)
- Internistische Basistherapie (z.B. Diabetesbehandlung, Behandlung des Hypertonus) (☞ Kap. 3.6., 3.7.)
- Kognitives Training/Verhaltenstherapie (☞ Kap. 3.8.)
- Psychosoziale Betreuung und Integration
- Beratung und Betreuung der Bezugsperson z.B. durch Einzelberatung oder Angehörigengruppen (☞ Kap. 6.)

Die o.g. Therapiemöglichkeiten sind ausführlich in Kap. 3. und Kap. 6. geschildert.

Therapieziele

Die Therapieziele (☞ Kap. 3.) sollten **stadienabhängig** bei AD folgendes in abgestufter Reihenfolge umfassen:

- Verbesserung der klinischen Symptomatik (kognitiv und/oder BPSD)
- Stabilisierung auf dem Niveau vor Behandlungsbeginn
- Verlangsamung der Progression

Zu erreichen sind die Therapieziele durch eine Kombination von psychosozialer Versorgung, Einbeziehung von Angehörigen und Pharmakotherapie.

Pharmakologische Therapie

Die pharmakologische Therapie in der Praxis beinhaltet grundsätzlich:

- ▶ Antidementiva (z.B. Donepezil) (☞ Kap. 3.2.)

Acetylcholinesterase-Hemmer können v.a. bei leicht fortgeschrittener AD eine vorübergehende Verbesserung des kognitiven Leistungsniveaus bewirken, bei mittelschweren Demenzen ist eher eine passagere Stabilisierung zu erwarten. Bei allen Patienten, die mit Acetylcholinesterase-Hemmern behandelt werden, wird im Mittel eine Verzögerung der Krankheitsprogression um ein halbes bis ein Jahr erreicht. Dies sind sicherlich gewonnene Lebensjahre, was die Lebensqualität betrifft.

- ▶ atypische Neuroleptika (z.B. Risperidon), falls BPSD vorliegen (☞ Kap. 3.3.)

Zur Milderung der Verhaltensauffälligkeiten und psychischen Störungen (BPSD) werden v.a. Neuroleptika und Antidepressiva eingesetzt. Mit den atypischen und neuentwickelten Neuroleptika sowie mit den SSRI`s stehen heute für die Behandlung wirksame und gut verträgliche Medikamente zur Verfügung.

- ▶ internistische Basistherapie (☞ Kap. 3.6., 3.7.)

Insgesamt gilt für die Behandlung der AD mit Antidementiva und Nootropika, dass die einzelnen Substanzen, sofern verträglich, jeweils ausreichend lange, d.h. **mindestens 6 Monate** gegeben werden, damit eine Beurteilung des Therapieerfolges möglich ist.

Therapiekontrolle

Die anschließende Therapiekontrolle sollte ebenfalls auf mehreren Ebenen erfolgen. Neben **kontinuierlichen klinischen Untersuchungen** und **psychometrischer Testung** der kognitiven Fähigkeiten z.B. mittels MMSE ist die **Fremdbeurteilung** durch Angehörige und andere Bezugspersonen besonders wichtig. Eine positive Beurteilung des Therapieeffektes ergibt sich durch eine Verbesserung oder Erhaltung der kognitiven Leistungsfähigkeit über mehrere Monate, gleiches gilt für die BPSD-Symptome (getestet z.B. mit dem BEHAVE-AD) und durch eine Verbesserung oder Erhaltung der psychosozialen Funktionsfähigkeit.

In der Entwicklung befindliche Therapieansätze

Im Wesentlichen werden heute folgende Therapieansätze verfolgt (Strnad und Bahro 2000): die Erforschung grundlegender, genetischer Faktoren mit der Aussicht auf künftige gentechnologische Behandlungsstrategien (APP-Mutationen, Präsenilin 1 und 2, Apolipoprotein Eε4-Allel). Aktuell diskutiert werden auch Interventionen im krankhaft veränderten Proteinmetabolismus und dessen begleitende Vorgänge, wie die Bildung von Amyloid-Plaques und Alzheimer-Fibrillen. Diesbezüglich gibt es Hinweise auf protektive Wirkung entzündungshemmender und die Neurotransmission fördernder Therapien, z.B. durch nichtsteroidale Antirheumatika. Interessant scheint auch die Hemmung oxidativer bzw. entzündlicher Prozesse durch Antiphlogistika, Antioxidantien wie Vitamin E, Selegilin, Gingko-Biloba. Therapeutisch interessant erscheinen auch Eingriffe in endokrine, hämodynamische bzw. neuroreparative Vorgänge durch Östrogensubstitution. Die Östrogensubstitution bietet aus theoretischen Gründen attraktive therapeutische Gesichtspunkte. Die Wirkung der Östrogene auf die Kognition ist gut dokumentiert. Die Therapieansätze mit Antioxidantien und entzündungshemmenden Substanzen haben ebenfalls Wirkung gezeigt. Ähnlich wie bei den Nootropika sind die Daten jedoch nicht genügend konsistent (☞ Kap. 4.1.6.5.).

> **Cave:** Abschließend muss betont werden, dass bei einer Pharmakotherapie der AD unbedingt die zeitgleich verordneten anderen Substanzen, wie z.B. im Rahmen der Multimorbidität berücksichtigt werden müssen. Die Kombination von Acetylcholinesterase-Hemmern, atypischen Neuroleptika und Antidepressiva muss grundsätzlich auf Verträglichkeit hin überprüft werden und dies insbesondere unter dem Gesichtspunkt der evtl. zusätzlich bestehenden internistischen Basistherapie.

In der Praxis befürworten wir daher ein pragmatisches Vorgehen, das sich auf die aktuelle Dokumentation zur Wirksamkeit und Verträglichkeit der vorhandenen Medikamente bezieht. Zu betonen ist, dass nur die Acetylcholinesterase-Hemmer der neuen Generation wie Donepezil und Rivastigmin sowie das atypische Neuroleptikum Risperi-

don und die SSRI´s strenge Kriterien hinsichtlich umfassender Überprüfung von Wirksamkeit und Verträglichkeit erfüllen. Für die nächsten Jahre zeichnen sich weitere innovative Kombinationsstrategien mit bereits bekannten Substanzen ab, die in verschiedene pathogenetische Mechanismen eingreifen.

4.1.8. Zusammenfassung

☞Abb. 4.7

- Die Alzheimer Demenz ist eine **chronische neurodegenerative Erkrankung**, bei der es zu einem progredienten Untergang von Nervenzellen im zentralen Nervensystem kommt

- Es kommt zu einer zunehmenden Störung der Merkfähigkeit und anderer **kognitiver Funktionen** wie Orientierungsstörungen, Veränderung der Persönlichkeit und zu einem Verlust der Selbständigkeit. Frühzeitig entstehen depressive Syndrome, später paranoide Syndrome wie Wahn, Halluzination, illusionäre Verkennungen. Im mittleren und späten Stadium treten Verhaltensauffälligkeiten auf, ebenso psychische Symptome (BPSD)

- Charakteristisch ist die frühe Schädigung **cholinerger Neurone** und die verminderte Verfügbarkeit von Acetylcholin sowie das Auftreten typischer histopathologischer Veränderung im Hirn. Morphologisch zeigen sich Amyloidablagerungen (Plaques), neuritische Veränderungen (neurofibrilläre Verklumpungen (tangels), neuritische Plaques), ausgeprägter Neuronen- und Synapsenverlust, vor allem von cholinergen Neuronen des basalen Vorderhirns

- Bei den **frühen Alzheimerformen** (vor dem 65. Lebensjahr) besteht eine hohe genetische Belastung. In wie weit diese für die späten Formen ebenfalls zutrifft, ist derzeit noch nicht gesichert

- Die **Prävalenz** der AD steigt mit dem Alter an und ist bei den 85 – 90-Jährigen bereits bei mehr als 25 % (die Prävalenz für alle Demenzformen liegt bei mehr als 38 %)

- Aufgrund des hohen Bedarfs an Gesundheits- und Pflegeleistungen stellt diese Erkrankung eine **große soziale und ökonomische Herausforderung** für die Gesellschaft dar

- Die **medikamentösen Behandlungsansätze** der AD zielen zum einen auf die Behandlung der kognitiven Symptomatik zum anderen auf die Behandlung der Verhaltensauffälligkeiten und psychischen Symptome (BPSD) und der somatischen Erkrankungen. Medikamentös wirksam sind Nootropika, Antidementiva und selektive Serotonin-Wiederaufnahme-Hemmer sowie atypische Neuroleptika (für BPSD)

- Die **Komplexität der AD** erfordert neben einer pharmakologischen Therapie eine psychosoziale Betreuung, eine internistische Basisbehandlung, Beratung und Training von Angehörigen sowie die Schaffung eines entsprechenden psychosozialen Umfeldes sowohl für die Patienten als auch die Angehörigen

- Die **größten Risikofaktoren** für die Entwicklung einer AD sind das Lebensalter des Patienten und eine entsprechende genetische Disposition bei Verwandten ersten Grades. Genetische Studien haben gezeigt, dass Genmutation auf den Chromosomen 21, 14 und 1 mit der Vererbung der Krankheit assoziiert sind. Außerdem wurde bei Alzheimer-Patienten das Apolipoprotein-Allel Eε4 (Apo-Eε4) häufiger gefunden als bei Menschen mit anderen Demenzformen oder Gesunden

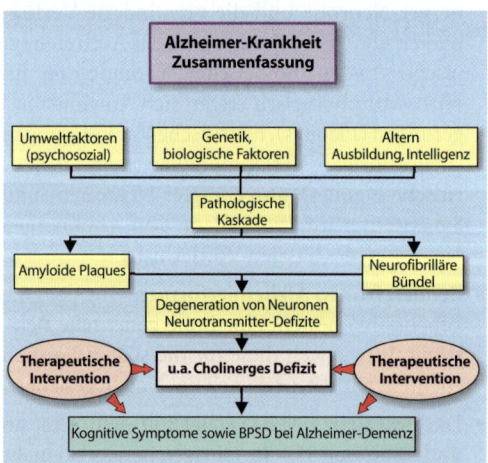

Abb. 4.7: Alzheimer Krankheit - Zusammenfassung.

4.2. Die vaskuläre Demenz (VD)

4.2.1. Einleitung

Im Gegensatz zum primär degenerativen Prozess der AD entwickelt sich die VD aus einer fokalen, meist multifokalen Zerstörung von Hirnsubstanz im Gefolge vaskulärer Prozesse. Je nach Verteilung der Läsionen sind auch die höheren kognitiven Funktionen ungleich betroffen, so dass etwa das Gedächtnis deutlich eingeschränkt sein kann, während die Urteilsfähigkeit und Informationsverarbeitung noch weitgehend intakt sind. Entsprechend dem Auftreten der Hirnläsionen kommt es häufig zu plötzlichem Beginn und schrittweiser Verschlechterung der Demenz. Begleitend finden sich häufig neurologische Herdzeichen und -symptome, wie Hemiparesen, Pseudobulbärparalyse oder weitere Auffälligkeiten bei der neurologischen Untersuchung.

Im Feld der vaskulären Demenz herrscht immer noch eine Begriffsverwirrung vor mit Namensgebungen wie Multiinfarktdemenz (MID), Morbus Binswanger, arteriosklerotische Demenz, Demenzia lacunaris, angiopathische Demenz, vaskuläre bzw. chronische cerebrovaskuläre Insuffizienz oder Cerebralsklerose. Zunehmend aber setzt sich in der wissenschaftlichen Literatur der Begriff der **vaskulären Demenz** (als Oberbegriff) durch.

Kloß et al. (1994) kamen bei der Durchsicht der Literatur zu dem Schluss, dass der Begriff der MID (Multiinfarkt-Demenz) wenig überzeugend ist. Die Größe des Volumens der infarzierten Hirnsubstanz als entscheidendes pathophysiologisches Kriterium des Konzeptes der MID lässt sich nicht halten. Einerseits sind vaskulär Demente mit geringerem infarzierten Volumen als 50 ccm beschrieben, andererseits zeigen sowohl demente als auch nichtdemente Patienten mit lakunären Infarkten in einzelnen Studien keine differenzierenden Prozentsätze an infarzierter Hirnsubstanz bezogen auf das Gesamthirnvolumen. Auch Hachinski et al. (1987) relativierte die Bedeutung des MID-Begriffes deutlich. Es erscheint heute ebenso wichtig, die Lokalisation der Infarkte und deren Bedeutung für die Informationsverarbeitung (wichtig insbesondere Hippokampus und Thalamus) zu berücksichtigen.

4.2.2. Klinik und Verlauf

Klinik der VD

Typischerweise beginnt die VD akut, verläuft schrittweise fort und weist einen tagsüber fluktuierenden Verlauf auf. Vor dem Beginn kognitiver Ausfälle (aber auch neurologischer Defizite) besteht häufig eine Phase mit unspezifischen körperlichen und seelischen Symptomen und Beschwerden. Es handelt sich dabei meist um Kopfschmerz, Benommenheit, Ohrensausen, Herzklopfen, Ohnmachtszustände sowie auf psychopathologischem Gebiet zunehmende Reizbarkeit, Affektinkontinenz, Ängstlichkeit und Depressivität, aber auch Symptome einer beginnenden sukortikalen Demenz wie Antriebsstörungen, sozialer Rückzug, Apathie, Abnahme von Leistungsfähigkeit und Konzentrationsvermögen. Diese unspezifischen Symptome können auf subklinischen Insulten beruhen oder mit Risikofaktoren wie Hypertonie und kardiovaskulären Erkrankungen verknüpft sein. Manifeste kognitive Einbußen treten gewöhnlich erst nach wiederholten Insulten auf. Abruptes Einsetzen eines Demenzprozesses wird bei über 50 % der Fälle beobachtet. Charakteristischerweise gibt es graduelle Rückbildungen, allerdings ohne restitutio ad integrum. Langjährige stabile Perioden können vorkommen. Der Begriff des **fluktuierenden Verlaufes** bezieht sich auf die tägliche Variation in der Schwere der Symptomatik. Beispielsweise können Gedächtnisstörungen stunden- oder tageweise besonders gravierend und ausgeprägt sein, die an anderen Tagen nahezu fehlen. Patienten mit VD zeigen häufiger als solche mit AD abendliche/nächtliche Verwirrtheitszustände und paranoid-halluzinatorische Episoden. Typisch ist eine Vorgeschichte mit *Hypertonie*. Hinweise auf eine Arteriosklerose in der Vorgeschichte sind ebenfalls sehr häufig, insbesondere kardiovaskuläre Erkrankungen oder Veränderungen der retinalen und peripheren Gefäße (Zaudig 1995).

Verlauf der VD

Die *vaskuläre Demenz* als eigenständiges Krankheitsbild unterscheidet sich im klinischen Verlauf und auch in Ätiologie von der AD. Es gibt kein bestimmtes psychopathologisches Symptom, dessen Vorhandensein alleine für die Diagnose einer VD ausreichend wäre. Der Beginn der Erkrankung ist akut, abrupt, der Verlauf eher schubweise, geprägt von schrittweiser Verschlechterung und partiellen inkompletten Remissionen, insgesamt fluktuierend. Der Verlauf ist viel variabler als bei der AD, da es sich nicht um einen beidseitig progressiv verlaufenden Abbau handelt, sondern um ein multilokuläres Geschehen mit episodisch auftretenden Herdsymptomen.

> *Tipp für die Praxis:* **Klinische Hinweise auf VD**
>
> - Vorgeschichte: TIA, PRIND, Apoplex, neurologische Herdsymptome; Vorhandensein von Risikofaktoren für Arteriosklerose; andere Manifestationen der Arteriosklerose
>
> - Frühsymptome: Unspezifisch körperlich (Kopfschmerz, Benommenheit, Ohrensausen, Herzklopfen, Ohnmachtszustände) oder psychisch (Reizbarkeit, Affektinkontinenz, Ängstlichkeit, Depressivität, Antriebsstörungen, sozialer Rückzug, Abnahme der Leistungsfähigkeit)
>
> - Symptomatik: Fluktuierend mit Änderungen von Tag zu Tag; ungleichmäßige Verteilung der kognitiven Defizite
>
> - Verlauf: Plötzlicher Beginn, schrittweise Verschlechterung mit inkompletten Remissionen

4.2.3. Diagnose und Differentialdiagnose

NINDS-AIREN

Vor dem Hintergrund der bislang herrschenden Begriffsverwirrung erarbeitete die *NINDS-AIREN* (Neuroepidemiology Branch of the National Institute of Neurological Disorders and Stroke - Association Internationale pour la Recherche et l'enseignement en Neurosciences), *operationale Kriterien zur vaskulären Demenz,* welche die vaskuläre Demenz als *"mögliche"*, *"wahrscheinliche"*, und *"sichere"* Diagnose klassifizieren (Roman et al. 1993).

▶ Mögliche Diagnose

Die *"mögliche"* vaskuläre Demenz wird diagnostiziert, wenn eine Demenz vorhanden ist, fokalneurologische Zeichen nachgewiesen werden, jedoch keine Zeichen einer cerebrovaskulären Erkrankung in der neuroradiologischen Bildgebung vorliegen oder sich keine klare zeitliche Relation ergibt; darüber hinaus bei leichtgradigem Beginn und wechselndem Verlauf.

▶ Wahrscheinliche Diagnose

Für die Diagnose der *"wahrscheinlichen"* vaskulären Demenz wird der Nachweis einer cerebrovaskulären Erkrankung (CVE) anhand klinisch-neurologischer Untersuchungen und cerebraler CT/MRT gefordert. Darüber hinaus muss die Demenz mit der cerebrovaskulären Erkrankung verknüpft sein.

▶ Sichere Diagnose

Für die *"sichere" Diagnose einer vaskulären Demenz* wird neben der klinisch "wahrscheinlichen" vaskulären Demenz der histopathologische Nachweis einer CVE (Biopsie, Autopsie), die Abwesenheit von histopathologischen Veränderungen, die für eine Demenz vom Alzheimer -Typ oder eine andere, mit Demenz einhergehende Erkrankung sprechen, gefordert. Das Erfordernis, die kognitiven Defizite genau zu definieren, ist eine sehr wichtige Grundlage der NINDS-AIREN-Kriterien (NINDS-AIREN International Workshop Report 1993, Roman et al. 1993).

ICD-10

Die ICD-10 fordert für die Diagnose einer vaskulären Demenz neben dem Vorliegen allgemeiner Kriterien für Demenz eine ungleiche Verteilung der Defizite bei den höheren kognitiven Funktionen sowie den Nachweis einer zerebrovaskulären Erkrankung bzw. einer fokalen Hirnschädigung (☞ Tab. 4.6). In den Kriterien für die Unterformen "vaskuläre Demenz mit akutem Beginn" (F 01.0) und "Multiinfarktdemenz" (F 01.1) wird auch auf die Notwendigkeit eines zeitlichen Zusammenhangs der zerebrovaskulären Erkrankung mit dem Beginn oder der Verschlechterung der zerebrovaskulären Erkrankung bzw. fokalen Hirnschädigung hingewiesen.

Krit. G$_1$	Allgemeine Kriterien für Demenz
Krit. G$_2$	Ungleiche Verteilung der Defizite höherer kognitiver Funktionen
Krit. G$_3$	Nachweis einer fokalen Hirnschädigung anhand folgender Merkmale: 1. Einseitige spastische Hemiparese 2. Einseitig gesteigerte Muskeleigenreflexe 3. Positiver Babinskireflex 4. Pseudobulbärparalyse
Krit. G$_4$	Eindeutiger Nachweis einer cerebrovaskulären Krankheit (Anamnese, Untersuchungen)

Tab. 4.6: ICD-10 F 01 Forschungs-Kriterien für die vaskuläre Demenz (verkürzte Darstellung).

Je nach Lokalisation der Läsionen und Verlauf der Erkrankung klassifiziert die ICD-10 die **vaskuläre Demenz mit akutem Beginn** (größere Läsionen nach Schlaganfällen), **Multiinfarktdemenz** (mehrere kleinere vorwiegend kortikale Läsionen), oder **subkortikale vaskuläre Demenz** (mit Läsionen im Marklager) (☞ Tab. 4.7).

▶ Vaskuläre Demenz mit akutem Beginn

Sie entwickelt sich plötzlich (d.h. gewöhnlich innerhalb eines, maximal von drei Monaten) nach einem oder mehreren größeren Hirninfarkten.

▶ Multiinfarktdemenz

Die Multiinfarktdemenz dagegen zeigt einen schleichenden Beginn innerhalb von 3-6 Monaten nach mehreren kleineren ischämischen Infarkten. Zwischen den ischämischen Episoden können aber auch Phasen tatsächlicher klinischer Besserung vorkommen.

▶ Subkortikale vaskuläre Demenz

Die dritte Unterform kann nach ICD angenommen werden, wenn eine arterielle Hypertonie in der Anamnese vorliegt und aufgrund klinischer und apparativer Untersuchungen eine vaskulär bedingte Schädigung des Marklagers der Hemisphären ohne Schädigung der Hirnrinde nachgewiesen wird.

▶ Gemischte kortikale und subkortikale vaskuläre Demenz

Als vierte Unterform der vaskulären Demenz wird eine gemischte kortikale und subkortikale Form beschrieben.

Selbstverständlich müssen bei allen Unterformen die allgemeinen Kriterien für eine vaskuläre Demenz erfüllt sein.

F 01.0	Vaskuläre Demenz mit akutem Beginn: Plötzlicher Beginn nach einem oder mehreren Schlaganfällen
F 01.1	Multiinfarktdemenz: Allmählicher Beginn nach mehreren kleineren ischämischen Episoden
F 01.2	Subkortikale vaskuläre Demenz: Arterieller Hypertonus, Marklagerläsionen
F 01.3	Gemischte (kortikale und subkortikale) vaskuläre Demenz

Tab. 4.7: Unterformen der vaskulären Demenz (F 01) nach ICD-10.

Für den klinischen und auch den klinisch-wissenschaftlichen Gebrauch hat sich der von Hachinski et al. (1975) eingeführte Ischämie-Score als Unterscheidungskriterium zwischen AD und VD bewährt. Dieses Konzept von Hachinski et al. wurde in die Klassifikationssysteme DSM-III R und ICD-10 integriert. Es bildet den Verlauf der VD sehr gut ab. Diese Skala enthält 13 klinische Items, die typische klinische Symptome und Verlaufscharakteristika der Demenz nach wiederholten Insulten enthalten, sowie auch die mit der VD verknüpften Risikofaktoren umfassen. Die psychiatrische Diagnose einer Demenz wird mit dieser Skala jedoch nicht erfasst und muss unabhängig gestellt werden. Zur raschen klinischen Differentialdiagnose und diagnostischen Orientierung hinsichtlich einer VD nach DSM-IV und ICD-10 eignet sich sehr gut das SIDAM (Zaudig und Hiller 1996), der Hachinski Score ist im SIDAM integriert.

Vergleiche verschiedener Instrumente zur Differentialdiagnose der VD erbrachten konkordante Ergebnisse zwischen DSM-III und ICD-10, jedoch nur eine mäßige bis schlechte Konkordanz zu anderen Diagnoseinstrumenten, wie dem Hachinski-Score, dem DSM-IV sowie den NINDS-AIREN-Kriterien. Auch die Interrater Reliabilität, d.h. der Anteil übereinstimmender Ergebnisse bei unterschiedlichen Untersuchern, war häufig nicht befriedigend (Pohjasvaara et al. 2000, Chui et al. 2000). Die Diagnoseinstrumente erscheinen also noch verbesserungsbedürftig. Hier könnte insbesondere die Orientierung an homogeneren Subgruppen, wie die subkortikale VD, einen Fortschritt bedeuten (Erkinjuntti et al. 2000).

Neben der klinischen Diagnostik sind apparative Untersuchungen zur genaueren Differentialdiagnose und Differenzierung notwendig. Vor allem die bildgebenden Verfahren sind in der Lage, multiple Läsionen unterschiedlicher Lokalisation nachzuweisen. Dabei ist jedoch zu berücksichtigen, dass das Vorhandensein von computertomographisch nachgewiesenen Infarkten keineswegs für sich allein die Diagnose einer VD rechtfertigt. Demenz ist nicht eine zwangsläufige Folge eines Schlaganfalles. Entscheidend ist vielmehr ein zeitlicher Zusammenhang des Auftretens oder der Verschlechterung einer Demenz mit dem Nachweis von ischämischen oder hämorrhagischen Läsionen größeren oder kleineren Ausmaßes, vor allem in strategisch besonders relevanten Arealen

(z.B. Thalamus), sowohl im Kortex als auch subkortikal. Die Verteilung der Läsionen ist häufig asymmetrisch, diffus und unregelmäßig.

Differentialdiagnose

Es sind neben der AD vor allen Dingen Hirntumoren, subdurales Hämatom, Normaldruck-Hydrocephalus (insbesondere bei der subkortikalen vaskulären Demenz, bei diffuser Entmarkung der weißen Substanz auch Binswanger-Encephalopathie genannt, wo die Kombination Demenz plus Gangapraxie plus Urininkontinenz ebenfalls häufig vorkommt) und andere spezifische Ätiologien in der Genese der Demenz abzugrenzen (☞ Kap. 4.3. und 4.4.).

Zur Differentialdiagnose besonders wichtig erscheinen neben dem klinischen Verlauf und den neuroradiologischen Untersuchungen wie CT und MRT die Erfassung der Risikofaktoren für eine VD (☞ Kap. 4.2.4.1.).

4.2.4. Ätiologie

4.2.4.1. Risikofaktoren

Die Risikofaktoren für das Zustandekommen einer VD gleichen im wesentlichen den Risikofaktoren für allgemeine vaskuläre Atherosklerose.

- Als Risikofaktoren für eine VD sind die Manifestationen eines **metabolischen Syndroms** gesichert, d.h. also die arterielle Hypertonie, ein Diabetes mellitus bzw. eine Insulinresistenz, eine Hypertriglyceridämie (für die Hypercholesterinämie gibt es widersprüchliche Daten) eine erhöhte Konzentration von Lipoporteinen(a) und Übergewicht, daneben auch Nikotinkonsum und ein Vorhofflimmern (☞ Tab. 4.8)

- Metabolisches Syndrom mit:
  - Arterieller Hypertonie
  - Diabetes mellitus bzw. Insulinresistenz
  - Hypertriglyceridämie, erhöhte Konzentration von Lipoprotein(a)
  - Übergewicht
- Vorhofflimmern
- Nikotinkonsum

Tab. 4.8: Risikofaktoren für eine VD.

- Für das Zustandekommen einer Demenz sind vermutlich häufig **Läsionen** in beiden Hemisphären erforderlich. Häufig treten in der Vorgeschichte transitorische ischämische Attacken (TIA) oder prolongierte reversible ischämische neurologische Defizite (PRIND) mit kurzen Bewusstseinsstörungen, flüchtigen Paresen oder anderen neurologischen Herdsymptomen auf. Neben einem abrupten Beginn gibt es aber auch Fälle, die sich mehr allmählich entwickeln. Während die Infarkte gewöhnlich klein sind und in ihrer Wirkung kumulieren, gibt es auch Demenzentwicklungen nach wenigen, dann aber größeren Schlaganfällen

- Die Bedeutung der **arteriellen Hypertonie** als Risikofaktor der vaskulären Demenz wie auch der AD wurden ausführlich in Kap. 3.7. diskutiert. Auch der **Diabetes mellitus** und eine **Insulinresistenz** spielen eine große Rolle in der Pathogenese, wie insbesondere verschiedene Auswertungen der Rotterdam-Studie eindrucksvoll bestätigten (Stolk et al. 1997, Ott et al. 1996, 1999). In einer Querschnittsuntersuchung ließ sich eine positive Assoziation zwischen Diabetes mellitus Typ 2 und Demenz nachweisen. Diabetiker erkrankten dabei 1,3 mal häufiger als Nichtdiabetiker an einer Demenz, bei Behandlung mit Insulin sogar 3,2 mal häufiger. Diese Risikosteigerung durch eine diabetische Erkrankung lag insbesondere bei VD vor, ließ sich jedoch auch bei AD beobachten (Ott et al. 1996; zum Zusammenhang zwischen Diabetes mellitus und Demenz wird noch ausführlich in Kap. 4.5. Stellung genommen)

- In einer kleinen Studie konnten Urakami et al. (2000) einen deutlichen Zusammenhang des Auftretens einer vaskulären Demenz (nicht aber der AD) mit erhöhten Konzentrationen von Lipoprotein(a) feststellen. Insbesondere die Lp(a)-Phänotypen mit Apolipoprotein (a)-Isoformen mit niedrigem Molekulargewicht waren bei VD erhöht, ebenso wie bei anderen chronischen zerebrovaskulären Erkrankungen

- **Übergewicht** mit all seinen metabolischen Folgen tritt ebenso wie **Nikotinkonsum** häufiger bei niedrigem Bildungsstatus auf. Dadurch ist es nicht verwunderlich, dass letzterer in Verlaufsuntersuchungen mit einer kognitiven Verschlechterung überzufällig häufig verbunden ist

(Kilander et al. 1997) und somit zum indirekten Risikofaktor für eine dementielle Entwicklung wird

- Auch **Vorhofflimmern** mit absoluter Arrhythmie ließ sich in einer Studie als unabhängiger Risikofaktor für eine Verschlechterung kognitiver Funktionen sichern (Kilander et al. 1998). Dies weist darauf hin, dass nicht nur atherosklerotisch bedingte thrombotische oder thromboembolische Verschlüsse zu demenzbedingenden Infarkten führen, sondern auch Embolien aus dem linken Vorhof eine bedeutsame pathogenetische Rolle zufällt

- Die VD kommt naturgemäß aufgrund der gleichen Risikofaktoren häufig neben Herzinfarkten oder Angina pectoris als Zeichen einer koronaren Herzerkrankung sowie einer peripheren arteriellen Verschlusskrankheit vor. Dementsprechend sind Männer von einer VD häufiger betroffen als Frauen, die Inzidenz nimmt mit dem Alter zu

4.2.4.2. Neuropathologie und Pathogenese

Große Infarkte

Die Häufung von Infarkten prädisponiert zu einer VD, nicht die Zahl von verengten Hirngefäßen. Viele, große (50 - 100 ml) komplette Infarkte, die über verschiedene, meist kortikale und subkortikale Hirnregionen verteilt sind und meist mit perifokalen inkompletten Infarktzonen einhergehen, können zur Multiinfarkt-Demenz führen. Die Ursachen sind meist Embolie oder Hypertonie. Ein totales Infarktvolumen von etwa 100 ml wird nach Tomlinson (1980) als die Grenze angesehen, jenseits derer Demenz eine regelmäßige Folge ist. Große Infarkte werden natürlich durch Verschlüsse der größeren (daher extracerebralen) Gefäße verursacht; sie sind häufig der Sitz der Atheromatose und zwar in erster Linie Arteria carotis interna an der Bifurkationstelle und dem intrakraniellen Anteil, das erste Segment der Arteria cerebri media sowie Arteria basilaris an ihren beiden Enden. Neben Embolien führen die atheromatösen Läsionen zur Gefäßstenose und prädisponieren zur Thrombenbildung. Die Ursache der Mehrzahl der größeren cerebralen Infarkte liegt also außerhalb des Hirns, besonders im Bereich des Herzens, einer häufigen Emboliequelle (Ratcliff und Wilcock 1985). Typischerweise ziehen große Infarkte Rinde, Mark und Basalganglien in Mitleidenschaft (Zaudig 1995).

Kleine Infarkte

Bei kleineren Infarkten (größer als Lakunen) betrifft der Verschluss die großen Äste der penetrierenden Arterien und die peripheren Meningealgefäße. Hauptgründe sind hier Embolien und hypertone Angiopathie mit Thrombenbildung und Blutungen. Bilaterale, ischämische Insulte im kaudalen und mittleren Thalamus werden auch als *strategische Infarkte* bezeichnet und können zu einem frontalen Typ der Demenz führen oder bei Lokalisation in medio-temporalen Regionen unter Beteiligung der *Amygdala-Hippokampus*-Formation zu einer Gedächtnisschädigung. Mit dem Begriff Binswangerkrankheit oder progressive subkortikale vaskuläre Encephalopathie (PSVE) werden multiple lakunäre Infarzierungen in der weißen und in der zentralen subkortikalen grauen Substanz, vor allem frontal, bezeichnet. Während man früher davon ausging, dass sie im Gefolge einer hypertensiv bedingten Zirkulationsstörung mit neurologischen Herdsymptomen und subkortikaler Demenz einhergehen, ließ sich durch neuropathologische und radiologische Forschungsergebnisse sichern, dass es sich hier zu einem großen Teil um "normale" Alterungsvorgänge handelt, die bei dementen Patienten allerdings möglicherweise häufiger auftreten (Esiri 2000, Übersicht: Zaudig 1995). Daher werden unspezifischere, pathogenetisch nichts vorwegnehmende Diagnosebezeichnungen wie z.B. "leucoencephalopathy" (George et al. 1986), "white matter changes", *"white matter diseases"* (Erkinjuntti et al. 1987) oder *"Leukoaraiosis"* (Hachinski 1987) bevorzugt.

4.2.5. Therapie

Allgemeine Prinzipien

Aufgrund der jüngeren Literatur zeichnen sich erfolgreiche Strategien nicht nur für eine symptomatische Behandlung der VD ab, sondern auch für präventive Maßnahmen *vor* Ausbruch einer Demenz (**Primärprävention**) sowie für eine Verhinderung oder Verlangsamung der Progredienz *nach* Manifestation der Symptomatik (**Sekundärprävention**). Primär- und Sekundärprävention betreffen hauptsächlich die Beeinflussung der vaskulären Risikofaktoren, sodass der internistischen

Therapie im Feld der VD eine besondere Bedeutung zukommt.

Die symptomatische Therapie der VD folgt weitgehend den bei der AD aufgeführten Grundsätzen (☞ Kap. 4.1.7.). Sie sollte ebenfalls stadienabhängig und symptombezogen (kognitiv versus nichtkognitiv) sein. Sie zielt auf die Verbesserung oder zumindest Stabilisierung der klinischen Symptomatik und eine Verlangsamung der Progression hin.

Wie bei der Alzheimer Demenz hat auch bei der VD die **Pharmakotherapie der kognitiven Symptome** z.B. mit Nootropika und Antidementiva ihren festen Stellenwert. Hierbei bietet sich insbesondere der Kalziumantagonist **Nimodipin** an, der möglicherweise durch den durchblutungsfördernden Effekt eine besonders günstige Wirkung entfalten kann. Die meisten Studien über Antidementiva wurden allerdings bei Alzheimer Demenz bzw. ohne Berücksichtigung der besonderen Verhältnisse bei der Vaskulären Demenz durchgeführt.

Bei fortgeschrittener Symptomatik einer VD kann, wie bei anderen Demenzformen, eine **Pharmakotherapie nichtkognitiver Symptome (BPSD)** erforderlich werden. Wie in Kap. 3.3.2. und 3.4. beschrieben bieten sich insbesondere die atypischen Neuroleptika und die Serotoninwiederaufnahmehemmer (SSRI) wegen ihrer guten Wirksamkeit und ihres günstigen Nebenwirkungsprofils als Therapie der BPSD an.

Da der klinische Verlauf bei VD durchaus immer wieder Remissionen aufweisen kann, kommt einem **kognitiven Training** und **verhaltenstherapeutischen** Maßnahmen eine besondere Bedeutung zu. Darüber hinaus kommen, wie bei anderen Demenzerkrankungen, milieutherapeutische Ansätze, die **psychosoziale Betreuung** und **Integration** zum Tragen. Nicht vergessen werden darf die **Beratung** und **Betreuung** der Bezugspersonen (☞ Kap. 6.).

Spezifische Aspekte

Die größten Möglichkeiten, Entwicklung und Verlauf der VD zu beeinflussen, bestehen in der Kontrolle der zugrundeliegenden Risikofaktoren für die Entstehung einer cerebro-vaskulären Erkrankung. Die Indikation zur Behandlung dieser Risikofaktoren (☞ Tab. 4.8) besteht auch unabhängig von der Manifestation einer Demenz, ist also vor

dem Auftreten einer Demenz im Sinne der Primär-
prophylaxe (auch für andere atherosklerotische
Erkrankungen) wie auch danach im Sinne der Se-
kundärprophylaxe gegeben. Allerdings sind bei
dementen Patienten einige Besonderheiten der
Therapie zu beachten. So kommt es bei Unter-
oder Überdosierung von Medikamenten zur Beeinflussung der Risikofaktoren häufig zu gravie-
renden unerwünschten Arzneimittelwirkungen.
Demente Patienten sind aber häufig nicht mehr in
der Lage, die verordneten Medikamente zuverlässig einzunehmen. Besondere Schwierigkeiten ergeben sich etwa bei einer Insulintherapie, die die
Gefahr schwerwiegender Applikationsfehler in
sich birgt, sowie bei der mit Multimorbidität verbundenen Verordnung zahlreicher Medikamente.
Daher ist, wenn möglich, auf geeignete Applika-
tionsformen, wie Tropfen oder sinnvolle Kombi-
nationspräparate, zurückzugreifen. Häufig werden Betreuungspersonen die Medikamenteneinnahme überwachen oder vollständig organisieren
müssen.

▶ Arterielle Hypertonie

Für diese konnte ein substanzieller Wert der antihypertensiven Therapie in der Primär- und Sekun-
därprophylaxe der VD und AD in den letzten Jahren durch großangelegte Studien eindrucksvoll
nachgewiesen werden. Einen Meilenstein stellt
hier insbesondere die Syst-Eur-Studie (Forette et
al. 1998) dar, die in Kap. 3.6.1. ausführlich beschrieben wurde. Auch die Auswahl der Antihypertensiva kann sich zunehmend auf gesicherte
Daten stützen (☞ Kap. 3.6.2.).

> Für die Therapie der arteriellen Hypertonie bei
> VD eignen sich besonders (je nach Komorbidi-
> tät): Betablocker, Kalziumantagonisten vom
> Dihydropyridin-Typ (z.B. Nitrendipin), ACE-
> Hemmer, Diuretika.

▶ Diabetes mellitus

Wenngleich der Zusammenhang zwischen Diabetes mellitus und Demenz ausreichend abgesichert
erscheint, gibt es noch keine Interventionsstudien,
die den Effekt einer strafferen Stoffwechseleinstel-
lung auf die Primärprävention einer vaskulären
Demenz untersuchen. Bis zum Vorliegen evidenz-
basierter Daten ist aber in Analogie zum Risikofaktor arterielle Hypertonie davon auszugehen, dass
eine normwertnahe Blutzuckereinstellung einen

primärpräventiven Effekt zeitigen dürfte. Die Therapie wird jedoch dadurch kompliziert, dass möglicherweise Insulin selbst eine pathogenetische
Rolle bei der Demenzentwicklung spielen könnte.
Daher sind Therapiemaßnahmen indiziert, welche
die Insulinresistenz und erhöhte Insulinspiegel im
Blut reduzieren.

> Für die Therapie des Diabetes mellitus Typ 2 bei
> VD eignen sich besonders (je nach Stadium des
> Diabetes mellitus und Komorbidität): Diät-
> und Bewegungstherapie, Gewichtsreduktion,
> Insulinsensitizer wie Biguanide und Glitazone.

▶ Metabolisches Syndrom

Im Rahmen der Behandlung des metabolischen
Syndroms sollten selbstverständlich eine Ge-
wichtsreduktion angestrebt und Maßnahmen zur
Absenkung erhöhter Blutfette, insbesondere der
Triglyceride, ergriffen werden. Bei normotonen
Patienten mit VD führte das Einstellen des **Zigaret-
tenrauchens** zu einer Verbesserung der kognitiven
Funktionen.

▶ Hämodynamik

Eine reine Durchblutungsförderung durch gefäß-
chirurgische Eingriffe bei eingetretener Demenz
führt nicht mehr zu einer Verbesserung der Erkrankung. Jedoch ist eine Verbesserung der Hä-
modynamik bei nachgewiesenen cerebralen ischämischen Episoden (TIA, PRIND, Insult) durchaus
indiziert, in erster Linie durch Gabe von Throm-
bozytenaggregationshemmern (z.B. Acetylsalicyl-
säure 100 mg pro die oder Ticlopidin), jedoch auch
durch die Behandlung einer Herzinsuffizienz, kar-
dialer Rhythmusstörungen oder eine Hämodilu-
tion zur Senkung eines erhöhten Hämatokritwer-
tes.

> Bei VD mit nachgewiesenen zerebralen ischä-
> mischen Episoden ist in der Regel eine Therapie
> mit Thrombozytenaggregationshemmern (z.B.
> ASS, Ticlopedin) indiziert.

▶ Antikoagulation

Ob eine Antikoagulation bei Vorhofflimmern als
präventive Maßnahme oder als Therapie bei bereits eingetretener Demenz die Prognose verbessert, ist bisher wissenschaftlich nicht gesichert. Die
Indikation zur Antikoagulation könnte sich je-

doch aufgrund anderer Überlegungen, z.B. der Verhinderung cerebraler Ischämien (im Sinne von TIA's, PRIND oder Insult) ergeben.

> *Tipp für die Praxis:* **Therapie der VD**
> - Pharmakotherapie der kognitiven Symptome (z.B. Nootropika, Antidementiva)
> - Pharmakotherapie nichtkognitiver Symptome (BPSD; z.B. mit atypischen Neuroleptika, SSRI)
> - Therapie der Risikofaktoren (RR, Diabetes mellitus, Hyperlipidämie, Übergewicht)
> - Beendigung des Nikotinkonsums
> - Thrombozytenaggregationshemmer bei nachgewiesenen cerebralen ischämischen Episoden
> - Antikoagulation bei Vorhofflimmern
> - Verhaltens- und Milieutherapie
> - Beratung und Betreuung der Bezugspersonen

4.2.6. Zusammenfassung

- Die vaskuläre Demenz entwickelt sich aus einer **meist multifokalen Zerstörung** von Hirnsubstanz im Gefolge vaskulärer Prozesse

- Der Beginn ist typischerweise **akut**, der Verlauf **fluktuierend**, häufig kommt es zu **Teilremissionen**. Je nach Verteilung der Läsionen sind die höheren kognitiven Funktionen ungleich betroffen

- In der Vorgeschichte finden sich häufig **cerebrale Ischämieepisoden**. Bei der neurologischen Untersuchung lassen sich oft **neurologische Herdzeichen**, wie einseitige spastische Hemiparese, einseitig gesteigerte Muskeleigenreflexe oder Pyramidenbahnzeichen, sichern. Typischerweise liegen artherosklerotische Risikofaktoren vor, vor allem die **arterielle Hypertonie**

- Nach ICD-10 werden vier **Subtypen** unterschieden: die vaskuläre Demenz mit akutem Beginn, die Multiinfarktdemenz mit allmählichem Beginn, die subkortikale vaskuläre Demenz und die gemischte (kortikale und subkortikale) vaskuläre Demenz

- Meist entwickelt sich die vaskuläre Demenz aus vielen kleinen, bihemisphaerischen, seltener auch nach wenigen großen Läsionen, bzw. Lä-

sionen in strategischen Arealen des Gehirns. Die wesentlichen **Risikofaktoren** für eine vaskuläre Demenz sind das **metabolische Syndrom** mit seinen Manifestationen (arterielle Hypertonie, Diabetes mellitus, Hypertriglyceridämie, erhöhte Konzentration von Lipoprotein(a), Übergewicht), ein **Vorhofflimmern**, sowie der **Nikotinkonsum**

- Die medikamentöse **Therapie** der vaskulären Demenz lässt sich unterteilen in primär- und sekundärpräventive Maßnahmen durch adäquate Behandlung der Risikofaktoren sowie in eine symptomorientierte Therapie der kognitiven und nicht-kognitiven (BPSD) Symptomatik. Für letztere bieten sich Nootropika, Antidementiva, selektive Serotonin-Wiederaufnahme-Hemmer und atypische Neuroleptika an. Die Wirksamkeit einer antihypertensiven Therapie zur Primär- und Sekundärprävention der vaskulären Demenz ist am besten belegt, aber auch bei der Therapie des Diabetes mellitus, des Übergewichts, der Hypertriglyceridämie und durch eine Beendigung des Nikotinkonsums sind positive Effekte zu erwarten

- Nicht vergessen werden sollten darüber hinaus selbstverständlich die **verhaltens- und milieutherapeutischen Ansätze** sowie die **Beratung und Betreuung der Angehörigen**

4.3. Lewy-Körperchen-Demenz/Demenz vom Lewy-Körperchen-Typ (LKD)

4.3.1. Einleitung

Seit Anfang der 90er Jahre gibt es vermehrt Studien und Berichte, die darauf hinweisen, dass es eine eigenständige degenerative Erkrankung bei Alten gibt, die bis zu 30 % aller Fälle einer senilen Demenz, die autopsiert werden, ausmachen können (Jellinger 1999). Neuropathologisch zeigt sich eine hohe Dichte von Lewy-Körperchen im Hirnstamm und kortikal. Eine retrospektive Analyse von 21 neuropathologisch untersuchten Patienten mit sowohl klinisch wie auch neuropathologisch nachgewiesener Demenz vom Lewy-Körperchen-Typ und 37 Fällen mit neuropathologisch nachgewiesener Alzheimer'scher Erkrankung ergab ein charakteristisches klinisches Syndrom für die Demenz vom Lewy-Körperchen-Typ (McKeith et al. 1992).

Der "Goldstandard" der Demenzstudien bei Alterspatienten zeigte bis Anfang der 90er Jahre eine charakteristische neuropathologische Verteilung von 50 % aller Fälle mit AD, 35 % aller Demenzfälle beruhen auf einer vaskulären oder gemischt vaskulären/AD Neuropathologie. Die restlichen Fälle seien seltene spezifische Demenzformen. Diese für die 80er Jahre typische Lehrmeinung muss wohl aufgrund neuerer Studien verändert werden, als es einen weiteren spezifischen neurodegenerativen Prozess gibt, der durch eine Häufung von Lewy-Körperchen im Hirnstamm und im Cortex geprägt ist.

F.H. Lewy entdeckte im Jahr 1912 im Nucleus basalis Meynert sowie 1919 Tretiakoff in der Substantia nigra von Patienten mit Syphillis eosinophile Einschlusskörperchen, die von Tretiakoff als Lewy-Körperchen bezeichnet wurden. Die Lewy-Körperchen wurden 1938 bei dementen Patienten mit Morbus Parkinson von Hassler beschrieben. Erst in den 90er Jahren mehren sich Berichte, dass die Lewy-Körperchen-Demenz (LKD) in bis zu 30 % aller Demenzfälle, die zur Autopsie kommen, vorliegt (Perry et al. 1990, 1990a,b, Jellinger 1999) oder häufig auch im Rahmen einer Parkinson-Demenz (Lennox et al. 1989) oder in einem Drittel aller AD-Fälle zu finden ist (Hansen et al. 1990). McKeith et al. (1992) und McKeith und Byrne (1997) bestätigen die Befunde der o.g. Studien und stellen Kriterien für diese vor.

4.3.2. Klinik und Verlauf

Patienten mit der Lewy-Körperchen-Demenz zeichnen sich durch ein buntes Bild aus, meistens einer Mischung aus Parkinson-Symptomen, einer fluktuierenden kognitiven Beeinträchtigung, Halluzination und einer auf die Zeit gesehen raschen Verschlechterung in der Gesamtsymptomatik.

McKeith et al. (1992) unterscheiden *drei Stadien*:

• Etwa 1 - 3 Jahre vor der klinischen Manifestation zeigten sich gelegentliche kurze Episoden von Vergesslichkeit, häufig als Konzentrationsstörungen beschrieben. Kurze delirante Episoden traten nur in Zusammenhang mit körperlichen Erkrankungen auf und waren voll reversibel. Psychosozial waren die Patienten unauffällig

• Im *zweiten Stadium* traten dann gehäuft Phasen kognitiver Beeinträchtigung mit nächtlicher Verschlechterung, Verwirrtheit, Bewusstseinstrübung, Bewusstseinseinschränkung, optischen und akustischen Halluzinationen sowie Wahnideen auf

• Im *dritten Stadium* steigerte sich die gesamte Symptomatik, die Fluktuationen wurde seltener, ein chronisch-progressiver Verlauf wurde sehr deutlich. Luzide Intervalle waren nur noch selten

McKeith et al. (1992) schlugen aufgrund ihrer Studie und im Vergleich zu anderen Studien Kriterien für die LKD vor (☞ Tab. 4.9) (Zaudig 1995, 1997).

Die Mehrzahl der Patienten leidet unter Aufmerksamkeitsstörungen und frühen visuell räumlichen Defiziten. Die stunden- oder tageweise Fluktuation der kognitiven Leistungsfähigkeit kann höchst auffällig sein und führt nicht selten zu Verwechslungen mit deliranten Syndromen. Nach Mc Keith und Byrne (1997) treten in bis zu 50 % der Fälle optische Halluzinationen auf, depressive und wahnhafte Störung sind ebenfalls sehr häufig. 90 % aller Patienten zeigen ein leichtes Parkinsonoid, weit über 50 % haben Rigor-Gangstörungen, bei etwa 30 % ist posturale Instabilität und Bradykinesie vorhanden. 20 – 25 % leiden unter klassischer, mit L-Dopa behandelbarer Parkinsonsymptomatik. Die Patienten stürzen häufig, Myoklonus tritt in etwa 15 % der Fälle auf.

> Besonders auffallend ist die extreme Hypersensitivität gegenüber klassischen Neuroleptika, die zu schwersten (deletären) Nebenwirkungen führen können.

4.3.3. Diagnose und Differentialdiagnose

Die New-Castle-Kriterien (Mc Keith et al. 1992, McKeith und Byrne, 1997) erfordern den Nachweis von Fluktuation der kognitiven Leistungsfähigkeit und mindestens eines der folgenden Kriterien: optische oder akustische Halluzinationen, leichte extrapyramidalmotorische Symptomatik oder Empfindlichkeit auf Neuroleptika, wiederholte Stürze und/oder vorübergehende Bewusstseinsbeeinträchtigung. Etwa 25 % aller klinisch untersuchten dementen Patienten erfüllen die New-Castle-Kriterien (Shergill et al. 1994) (☞ Tab. 4.9).

A. Die kognitive Beeinträchtigung fluktuiert stark und beinhaltet vor allen Dingen Störungen des Gedächtnisses und der höheren kortikalen Funktionen (Sprache, visuell-räumliche Fähigkeiten, Praxis, Abstraktionsfähigkeit). Eine Ähnlichkeit zu deliranten Syndromen besteht darin, dass die Fluktuation geprägt ist durch das episodische Auftreten von Verwirrtheitszuständen und andererseits luzider Intervalle. Der Nachweis erfolgt aufgrund wiederholter Testung der kognitiven Funktion oder durch die Feststellung einer stark fluktuierenden Fähigkeit Alltagsaufgaben zu bewältigen.

B. Mindestens eines der folgenden Kriterien ist erfüllt:

1. Optische und/oder akustische Halluzinationen in Zusammenhang mit daraus ableitbaren Wahnideen;

2. leichte extrapyramidale Symptomatik oder deutlich erhöhte Sensibilität gegenüber Neuroleptikabehandlung, z.B. massive Nebenwirkungen auf übliche Neuroleptikadosierung;

3. wiederholte, nicht näher erklärbare Stürze und/oder vorübergehende Bewusstseinstrübung oder Bewusstseinsbeeinträchtigung.

C. Trotz der fluktuierenden Natur der klinische Symptomatik besteht das klinische Bild über einen langen Zeitraum und unterscheidet sich dadurch von deliranten Zustanden, die selten länger als einige Wochen bestehen.

D. Ausschluss körperlicher Erkrankungen, die zu einem derartig fluktuierenden Verlauf der kognitiven Symptomatik führen können, durch geeignete Tests und Untersuchungen.

E. Ausschluss einer Vorgeschichte mit Schlaganfällen und/oder Ausschluß einer cerebralen Ischämie/vaskulären Störung des Hirns.

Tab. 4.9: Kriterien der Lewy-Körperchen-Demenz (LKD) (nach McKeith et al. 1992, Mc Keith und Byrne, 1997).

Sieben prospektive neuropathologische Studien zeigen eine ausreichende Validität der LKD-Kriterien (Mc Keith et. al 1999a).

Mc Keith et al. (1999b) fassen auf einer Konsensuskonferenz die bisher gültigen diagnostischen Kriterien zusammen und fordern für die Diagnose einer Lewy-Körperchen-Demenz das Vorliegen eines progredienten dementiellen Syndroms.

• Für das **mögliche** Vorliegen einer LKD mindestens 1 der folgenden Kriterien:

- Fluktuation der kognitiven Beeinträchtigung mit ausgeprägten Schwankungen der Wachheit und Aufmerksamkeit

- wiederholte visuelle Halluzinationen (stabil und gut ausgeformt, nicht flüchtig)

- sowie motorische Parkinsonsymptomatik.

• Für die **wahrscheinliche** LKD müssen 2 der oben genannten Kriterien vorliegen

Die **Verdachtsdiagnose** einer LKB wird erhärtet durch: Wiederholte Stürze, Synkopen, vorübergehender Bewusstseinsverlust, erhöhte Empfindlichkeit auf klassische Neuroleptika, Halluzinationen (akustisch, olfaktorisch, taktil oder gustatorisch), Depression und Schlafstörungen.

Eine **definitive** LKD liegt vor wenn die oben genannten klinischen aber auch die neuropathologischen Kriterien (Mc Keith et al. 1999b) der Erkrankung erfüllt sind, der Beginn der Demenz spätestens 1 Jahr nach Auftreten der ersten Parkinsonsymptome erfolgt. Schlaganfall oder andere Hirnerkrankungen machen die Diagnose einer LKD unwahrscheinlich.

Nicht selten finden sich neben den oben genannten klinischen Symptomen häufig schon in der Frühphase der Erkrankung neurogene Blasenstörungen, supranukleäre Blickparesen, früher Beginn (in der 2. bis 3. Lebensdekade) oder außergewöhnlich rasch verlaufenden Fälle (Überblick: Ransmayr et al. 2000).

4.3.4. Ätiologie

Neuropathologische Befunde

Neuropathologisch handelt es sich bei den Lewy-Körperchen um Zytoplasmaeinschlüsse, die sich in 2 - 3 % aller neurologisch und psychiatrisch unauffälligen normalen Patienten über 50 Jahre finden (Perry et al. 1990b). Bei der Parkinson'schen Erkrankung sind sie besonders häufig in der Substantia nigra zu finden, wobei eine hohe Korrelation mit der neuronalen Degeneration zu finden ist. Lewy-Körperchen finden sich bei 85 - 100 % der Parkinson-Patienten und werden als Marker für das fokale Ausmaß der Degeneration bei Morbus Parkinson angesehen (Smith et al. 1990, Perry 1990b, Przuntek 1992). 1984 schlugen Kosaka et al. eine neuropathologische Einteilung der Lewy-Körperchen-Krankheit vor. Sie unterschieden einen diffusen Typ (Gruppe A) mit Lewy-Körperchen im Cortex, Hirnstamm, Zwischenhirn und in den Basalganglien, die Gruppe B wird als Übergangstyp bezeichnet und weist vermehrt Lewy-Körperchen im Hirnstamm und Zwischenhirn auf und Gruppe C wird als Hirnstammtyp bezeichnet mit besonders vielen Lewy-Körperchen im Hirnstamm. Ferner unterscheidet diese Arbeitsgruppe in Abgrenzung zur Alzheimer-Krankheit eine reine Form der Lewy-Körperchen-Demenz ohne Alzheimerpathologie (Senile Plaques, Neurofibrillendegeneration) und eine allgemeine (gemischte) Form der Lewy-Körperchen-Demenz mit häufigen Neurofibrillendegenerationen und senilen Plaques. Die neuropathologischen Befunde hinsichtlich der reinen Lewy-Körperchen-Demenz zeigen eine Häufung seniler Plaques, jedoch eine geringe Häufung neurofibrillärer Veränderungen (d.h. eine Demenz von Alzheimer Typ kann daher ausgeschlossen werden), mit dem Zusatzbefund des verstärkten Vorkommens von Lewy-Körperchen und neuronaler Degeneration im Hirnstamm und in der Substantia nigra sowie im Locus coeruleus. Ferner finden sich gehäuft Lewy-Körperchen im Neocortex und im limbischen System. Im Neocortex finden sich gehäuft Lewy-Körperchen in den tieferen Strukturen der Temporallappen (McKeith et al. 1992).

Neurobiologie

Neurochemisch fanden sich gehäuft eine auffällige Minderung der Acetylcholintransferase und zwar in stärkerem Ausmaße als bei AD-Patienten (Perry et al. 1990). Dopamin war um 60 % niedriger als bei normalen Kontrollen und zwar im Kaudatum (bei Parkinson-Patienten findet sich üblicherweise eine 80 %ige Reduktion). Aus diesen Befunden ergibt sich, dass LKD-Patienten beispielsweise von L-Dopa-Präparaten profitieren könnten, außerdem auch von Cholinergika.

Interessant erscheint auch die Nähe zum Morbus Parkinson, immerhin werden gerade die Lewy-Körperchen als diagnostisch hinweisend für den Morbus Parkinson angesehen. Es gibt auch noch andere Erkrankungen, bei denen gehäuft Lewy-Körperchen auftreten, z.B. die subakute sklerosierende Panenzephalitis (SSPE), die amyotrophe Lateralsklerose (ALS), die späte Form der Hallvervorden-Spatz-Krankheit (degenerative Erkrankung mit fortschreitenden extrapyramidalen Symptomen, die morphologisch durch Verbindung von Pigmentanreicherung im Globus pallidus und Substantia nigra mit neuroaxonaler Dystrophie geprägt ist), ferner die strionigrale Degeneration (imponiert klinisch als atypische rigid-akinetische Parkinson-Symptomatik mit fakultativem Hinzutreten anderer neurologischer Ausfälle). Morphologisch liegen Atrophie und Pigmentation des Putamen mit Nigradegeneration und Atrophie anderer Neuronensysteme vor. Alle diese Erkrankungen haben eine Beziehung zum Morbus Parkinson. Gemeinsam ist, dass bei all diesen Krankheiten Lewy-Körperchen auftreten. Die LKD wird sehr selten autosomal-dominant vererbt. Aus genetischer Sicht tritt die LKD meist sporadisch auf.

4.3.5. Therapie

Etwa 20 – 25 % der Patienten mit LKD entwickeln ein Parkinson-Syndrom. Für diese Gruppe kommt eine Antiparkinson-Therapie in Betracht. Extrapyramidalmotorische Symptome sind mit niedrigen Dosen von L-Dopa erfolgreich behandelbar, zu beachten ist immer, dass Patienten mit LKD zur Entwicklung von Nebenwirkungen nach dopaminerger oder anticholinerger Therapie prädestiniert sind.

Nach Mc Keith et al. (1992) entwickeln 70 % der Patienten mit LKD im Rahmen einer Neuroleptika-Behandlung (klassische Neuroleptika) eine schwere Hypersensitivitätsreaktion mit 2 –3-fach erhöhter Mortalität. Diese Reaktionen beginnen plötzlich mit Rigor, Verwirrtheit und Sedierung. In einer Parallelgruppe von AD-Patienten entwickelten sich trotz höherer Neuroleptikadosierung keine vergleichbaren Reaktionen. Aufgrund dieser Problematik bei der Behandlung mit klassischen Neuroleptika müssen therapeutische Alternativen mit **atypischen Neuroleptika** erwogen werden, z.B. Risperidon mit D2-antagonistischen Eigenschaften. Auch Clozapin besitzt eine höhere Affinität zu D3- und D4-Rezeptoren und ist ebenfalls theoretisch gut geeignet.

Es liegen ferner Erfahrungen zur Behandlung mit Acetylcholinesterasehemmern wie Donepezil und Rivastigmin vor, diese bewirken eine Verbesserung kognitiver Leistungen (Rojas-Fernandez und Mc Knight 1999). Zur Behandlung der psychiatrischen Symptomatik empfehlen sich atypische Neuroleptika wie Clozapin, Olanzapin und Risperidon. Die motorischen Parkinsonsymptome sollten am besten mit L-Dopa behandelt werden.

4.3.6. Zusammenfassung

- Die Lewy-Körperchen-Demenz ist die zweithäufigste neuropathologisch diagnostizierte degenerative dementielle Erkrankung

- Die Erkrankung beginnt im Schnitt zwischen dem 60. und 68. Lebensjahr, betrifft Männer häufiger als Frauen und dauert 6-8 Jahre

- Differentialdiagnostisch ist die Alzheimer Demenz und die Parkinsonkrankheit in jedem Fall abzugrenzen

- Bisher liegen keine Hinweise auf einen genetischen Hintergrund der Erkrankung vor

- Systematische Therapiestudien sind derzeit noch nicht bekannt, dagegen eine Vielzahl kasuistischer Erfahrungen (L-Dopa, atypische Neuroleptika, Acetylcholinesterasehemmer)

- Die Bedeutung dieser neu definierten Demenz besteht vor allen Dingen in dem sehr **typischen klinischen Profil** mit fluktuierenden kognitiven Störungen, leichten Parkinson-Symptomen, psychotischen Symptomen und Sturzneigung. Besondere Beachtung verdient die sehr hohe Sensibilität bezüglich Neuroleptika, die zu einer deutlich erhöhten Mortalität bei diesen Patienten im Vergleich zur Alzheimer Demenz (AD) führen kann

- Von besonderer Bedeutung sind die **neuropathologischen Befunde**, die davon ausgehen, dass je nach Studie etwa 7 - 30 % klinisch diagnostizierter Patienten mit Alzheimer Demenz eine "Lewy-Körperchen-Demenz" haben. Sollte sich dies durch weitere Studien bestätigen, hätte dies enorme diagnostische und therapeutische Konsequenzen in der Demenzdiagnostik

- Die "Lewy-Körperchen-Demenz (LKD)" weist ein klar abgrenzbares klinisches Syndrom auf (Mc Keith et al. 1999) und bestehende Klassifikationssysteme wie ICD-10 und DSM-IV müssten diesbezüglich revidiert oder ergänzt werden (Zaudig 1997)

> **Cave:** Patienten mit Lewy-Körperchen-Demenz sind besonders empfindlich gegenüber klassischen Neuroleptika.

4.4. Demenz bei Morbus Parkinson

Der Morbus Parkinson, der erstmals 1817 von James Parkinson in seinem Buch "Essay on the shaking palsy" beschrieben worden ist, zählt zu den häufigsten chronisch-neurologischen Erkrankungen. Man geht davon aus, dass es in Deutschland mehr als 250.000 Patienten mit Morbus Parkinson gibt.

Es gibt heute unwiderlegbare Hinweise dafür, dass die Parkinson'sche Erkrankung mit einer **Demenz** überzufällig häufig verknüpft ist. In einer Metaanalyse kommt Cutting (1988) zu einer durchschnittlichen Häufigkeit der Demenz bei typischem Morbus Parkinson in 28 % der Fälle. In einer 10-jährigen prospektiven Studie bei einer allerdings nicht allzu großen Stichprobe finden Hughes und Mitarbeiter einen kumulativen Anteil der Morbus Parkinson-Patienten, welche eine Demenz entwickeln, von 38 % (Hughes et al. 2000). Dabei waren insbesondere Patienten in höherem Alter und mit größerem Schweregrad der neurologischen Beeinträchtigung betroffen. In einer Autopsiestudie an 610 Parkinson-Patienten ermittelte Jellinger (1997) retrospektiv eine Demenzprävalenz von 34,6 %.

4.4.1. Klinik, Verlauf und Diagnose

Als **Hauptsymptome des Parkinsonsyndroms** gelten Akinese, Rigor, Tremor, Depression, Bradyphrenie und vegetative Störungen. Man unterscheidet zwischen dem **idiopathischen Parkinsonsyndrom**, das inzwischen allgemein auch als Morbus Parkinson bezeichnet wird, ferner das genetisch bedingte, das postencephalitische, posttraumatische, metabolische, iatrogene (medikamentös bedingte) und neoplastisch bedingte Parkinsonsyndrom.

Typischerweise wird die Diagnose primär aufgrund eines Tremors in Belastungssituationen gestellt. *Schmerzen* scheinen uncharakteristische Frühsymptome darzustellen. Sie äußern sich meist als Schmerzsymptome in den Waden, in den Schulterblättern, im Nacken und im Bereich der Lendenwirbelsäule. Die *feinmotorische Geschicklichkeit* ist ebenfalls schon früh eingeschränkt, die Fingerfertigkeit lässt nach. Beim Lachen und Sprechen lässt sich eine *Verminderung der Mimik und Gestik* beobachten, beim Gehen schwingt der Arm vermindert mit. Die *Sprache* ist weniger gut moduliert, die Konsonanten sind verwaschen, die Vokale nicht mehr so wohllautend. Im fortgeschritteneren Stadien kommt es dann zu einer deutlicheren Ausprägung der Hauptsymptome wie *Akinese, Rigor und Tremor. Koordinationsstörungen* äußern sich als Dys- und Bradydiadochokinese. An *vegetativer Symptomatik* zeigt sich beim Parkinson-Patienten am häufigsten ein Salbengesicht, eine Amimie, verminderte Speichelsekretion, Störung der Darmmotilität, des Schlafes und der Orthostase. Obstipation ist sehr häufig. Ein besonders häufiges Syndrom stellt die *Depression* dar. Schwere depressive Syndrome kommen bei 60 % der Parkinson-Patienten zu Beginn der Erkrankung vor. Neben einer parkinsonimmanenten Depression (bedingt durch eine Imbalance der Neurotransmitter Noradrenalin, Serotonin und Dopamin) stellt sich auch noch eine reaktive Depression ein, die den gesamten Zustand nochmals erheblich verschlechtert.

Dementielle Entwicklung bei Morbus Parkinson

Diese tritt im allgemeinen erst nach mehrjähriger Dauer der extrapyramidalmotorischen Symptome auf. Kognitive Beeinträchtigungen globaler Art finden sich sowohl im Bereich des Kurzzeitgedächtnisses als auch bei der Informationsverarbeitungsgeschwindigkeit, spezifisch bei der Bradyphrenie, bei der es zu einer Abnahme kognitiver Leistungen (Verlangsamung) unter Zeitdruck kommt. Sehr häufig zeigen sich auch Verhaltensauffälligkeiten, schwere Depressionen und überzufällig häufig Verwirrtheitszustände, meistens in Form eines Delirs. Hier muss jedoch besonders berücksichtigt werden, dass gerade Anti-Parkinson-Mittel Delire provozieren können. Häufig sind auch Halluzinationen, wahnhafte Zustandsbilder,

Wahrnehmungsstörungen, vor allen Dingen als Beeinträchtigung der optisch-räumlichen Wahrnehmung beschreibbar. Störungen des Geruchsinnes und der Farbwahrnehmung kommen ebenfalls vor (Przuntek 1992).

4.4.2. Ätiologie

Der **histologische** Hauptbefund ist eine Schädigung der Substantia nigra, weitere Nervenzellschädigungen finden sich auch in anderen pigmentierten Hirnarealen wie dem Locus coeruleus und dem dorsalen Vaguskern. Bei 85 - 100 % der Parkinson-Patienten lassen sich Lewy-Körperchen im Cortex, subkortikal und in der Medulla spinalis sowie in sympathischen Ganglien nachweisen. Lewy-Körperchen kommen auch bei anderen neurodegenerativen Erkrankungen wie der Amyotrophen Lateralsklerose und Lewy-Körperchen Demenz vor. Sie werden als zelluläre Marker für das fokale Ausmaß der Degeneration beim Parkinson-Syndrom angesehen (Jellinger 1989).

Bekanntermaßen liegt eine *Reduktion der Dopamin-Konzentration* in den Basalganglien von Parkinson-Patienten vor, der Dopaminmangel ist am stärksten im Putamen ausgeprägt. In nahezu allen Gehirnarealen ist die *Serotoninkonzentration* erniedrigt, dies wird auf eine Degeneration der Raphekerne zurückgeführt. *Demente Parkinson-Patienten* zeigen eine Degeneration der cholinergen Neuronen des Nucleus basalis Meynert (Jellinger 1989). *Somatostatin* ist vor allem bei dementen Parkinson-Patienten im frontalen Cortex und *Hippokampus* signifikant vermindert (zit. n. Zaudig 1995).

Von besonderem Interesse sind neuere Ergebnisse, nach denen sich sowohl bei Morbus Parkinson als auch bei der AD Hinweise für einen erhöhten oxidativen Stress und eine gestörte Glucoseaufnahme in den entsprechenden vulnerablen Neuronenpopulationen ergeben (Mattson et al. 1999) (siehe auch die Ausführungen über Demenz und Diabetes mellitus im Kap. 4.5.). Hierbei dürfte insbesondere eine gestörte zelluläre Kalziumhomöostase und eine pathologische proteolytische Veränderung des Amyloid-Precursor-Proteins eine zentrale Rolle spielen. Beim Morbus Parkinson mit Lewy-Körperchen liegt eine Demenz wesentlich häufiger vor als bei einem Morbus Parkinson ohne Lewy-Körperchen (30,2 vs. 3,5 %, Jellinger 1997), wobei bei ersterem meist andere Gehirnläsionen, meist vom Alzheimer Typ, vorliegen, während beim "reinen" Morbus Parkinson mit niedriger Demenzrate eine zusätzliche Gehirnpathologie fehlt.

Liegt bei Parkinson- Patienten im fortgeschrittenen Stadium also ein dementielles Syndrom vor, handelt es sich großenteils um ein alzheimertypisches Bild. Bei anderen Patienten liegt eher eine Bradyphrenie isoliert vor, bei wieder anderen muss das Zusammenwirken mehrerer Faktoren angenommen werden, wie Medikamenteneffekte und atypische Erkrankungsformen.

4.4.3. Therapie

Therapeutisch ist neben der allgemeinen Demenzbehandlung (☞ Kap. 3.) insbesondere darauf zu achten, dass anticholinerg wirksame Medikamente zu einer Verschlechterung der kognitiven Funktionen führen können. Trotzdem ist auf eine ausreichende (auch physikalische !) Therapie der motorischen Parkinsonsymptome zu achten, da sich etwa Gelenkkontrakturen oder mangelndes Herz-Kreislauftraining wieder ungünstig auf die soziale Integration auswirken und somit die Auswirkungen der dementiellen Symptomatik noch verschärfen würden.

> *Tipp für die Praxis*
> In bis zu einem Drittel der Parkinson-Patienten ist mit der Entwicklung einer Demenz zu rechnen.
> **Cave** Anticholinergika, hierdurch Verschlechterung der kognitiven Funktionen.

4.5. Demenz und Diabetes mellitus

Die Beziehung zwischen Demenz und Diabetes mellitus ist in den letzten Jahren vermehrt Gegenstand wissenschaftlicher Untersuchungen geworden. Unbestritten ist der Diabetes mellitus Typ 2 ein wichtiger Risikofaktor für die Atherosklerose und somit auch für die VD (Stewart et al. 1999). Doch auch die **Assoziation zwischen Diabetes mellitus Typ 2 und AD** darf (trotz gegenläufiger Studienergebnisse, z.B. bei Curb et al. 1999) als gesichert gelten.

Insbesondere die sogenannte Rotterdam-Studie (Ott et al. 1996) wies im Querschnitt eine positive Assoziation zwischen Diabetes mellitus Typ 2 und

Demenz nach: von 6330 Studienteilnehmern litten 11,4 % unter einem Diabetes mellitus, von den 265 dementen Patienten jedoch 22,3 %. In einer multiplen logistischen Regressionsanalyse wurde ein relatives Risiko für das Auftreten einer Demenz bei Diabetes mellitus Typ 2 von 1,3 (im Vergleich zu Nicht-Diabetikern, entsprechend 1,0) errechnet, bei mit Insulin behandelten Diabetikern sogar ein relatives Risiko von 3,2. Diese Assoziation war am deutlichsten zur VD, jedoch auch zur AD noch signifikant.

In einer prospektiven Längsschnittstudie untersuchten Ott und Mitarbeiter (Ott et al. 1999) die Häufigkeit des Auftretens einer Demenz bei Diabetikern und Nicht-Diabetikern. Die Studienteilnehmer waren bei Studienbeginn nicht dement und wurden durchschnittlich 2,1 Jahre nachbeobachtet. Diabetiker entwickelten fasst doppelt so häufig eine Demenz (relatives Risiko 1,9) und ebenso eine AD (relatives Risiko 1,9) als Nicht-Diabetiker. Auch hier stieg das relative Risiko durch eine Insulintherapie auf 4,3 an.

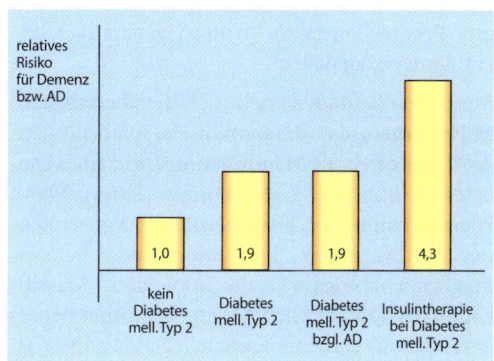

Abb. 4.8: Relatives Risiko der Erkrankung an einer Demenz bzw. AD bei Typ 2-Diabetikern ohne und mit Insulintherapie im Vergleich zu Nicht-Diabetikern (nach Ott et al. 1999).

Eine Verschlechterung der kognitiven Funktion und die Entwicklung einer Demenz war in einer Unteranalyse der Rotterdam-Studie assoziiert mit einer **Hyperinsulinämie** nach Glucosebelastung, selbst nach Ausschluss von Diabetikern aus der Auswertung und unabhängig vom Vorliegen einer kardiovaskulären Erkrankung (nachgewiesen nur für Frauen, Stolk et al. 1997), woraus die Autoren einen direkten Effekt von Insulin auf das Gehirn auch ohne den Umweg einer vermehrten Arteriosklerose schließen. Ähnliche Ergebnisse fanden Carantoni und Mitarbeiter (Carantoni et al. 2000), die bei nichtdiabetischen Patienten beiderlei Geschlechts mit VD und AD im Vergleich zu einer Kontrollgruppe einen erhöhten Nüchternblutzucker und erhöhte Insulinspiegel feststellten.

Frölich und Mitarbeiter wiesen eine **Störung der neuronalen Insulin/Insulinrezeptor-Signalübertragung** im Gehirn bei AD nach und sehen hierin die pathobiochemische Grundlage für die drastische Reduktion des Glukosemetabolisumus in AD-Gehirnen (Frölich et al. 1998). Aufgrund dieser Störung werden vermehrt Endprodukte der Glykosilierung (AGE`s) gebildet.

Auf molekularbiologischer Ebene zeigte sich eine Anhäufung von Endprodukten der Glykosilierung (advanced glycation end products, AGE) in den meisten senilen Plaques, neurofibrillären Bündeln, im Bereich granulovacuolärer Degenerationen und der cerebralen Amyloidangiopathie, und zwar sowohl bei der AD als auch bei anderen neurodegenerativen Demenzformen (Sasaki et al. 1998). Die AGE könnten zu neuronaler Dysfunktion und Zelltod beitragen und somit einen wichtigen Progressionsfaktor neurodegenerativer Erkrankungen darstellen.

Aus diesen Befunden ergibt sich die **überraschende Hypothese**, dass die sporadische spätbeginnende AD die cerebrale Manifestationsform eines Diabetes mellitus Typ 2 sein könnte (Hoyer 1998). Hieraus könnten sich weitreichende Konsequenzen für Diagnostik, Prävention und Therapie, möglicherweise sogar für die nosologische Klassifikation der sporadischen AD ergeben. Aber bereits jetzt legen die epidemiologischen Daten nahe, dass eine Normalisierung des Glucosestoffwechsels einen wesentlichen Beitrag zur Vorbeugung und Progressionsverhinderung der VD wie der AD leisten könnte, wenngleich entsprechende Interventionsstudien noch ausstehen.

4.6. Demenz und Schilddrüse

Hypothyreose

Unter dem potentiell reversiblen Demenzformen nimmt die Demenz bei Hypothyreose eine herausragende Stellung ein (Haupt et al. 1993). Die kognitiven Defizite können sich im Gefolge einer Hypothyreose aber nicht nur kongenital manifestieren, sondern während des ganzen Lebens entwi-

ckeln. Dies kann bei den Altersformen der Hypothyreose mit ihrem oligo- oder sogar monosymptomatischen Verlauf zur Falle werden. Diese Patienten stellen sich möglicherweise unter dem Bild einer Depression oder einer Muskelschwäche vor. In jedem Fall ist dann die laborchemische Schilddrüsendiagnostik erforderlich.

Latente Hypothyreose

Interessanterweise ließ sich aber nicht nur bei manifester Hypothyreose mit erniedrigten peripheren Schilddrüsenhormonen, sondern auch bei einer latenten Hypothyreose (periphere Schilddrüsenhormone im Normbereich, TSH erhöht) eine Verschlechterung der kognitiven Leistungen beobachten: Gangulie et al. (1996) fanden eine Assoziation zwischen erhöhtem TSH und einer Demenz mit einer odds ratio von 3,8. Sogar bei gesunden, euthyreoten und nicht dementen älteren Männern (durchschnittliches Alter 72 Jahre) ließ sich eine positive Korrelation zwischen Thyroxin (T4) bzw. FT4-Index und dem Abschneiden in einer kognitiven Testbatterie sichern (Prinz et al. 1999). Die Höhe des Schilddrüsenhormonspiegels dürfte also auch innerhalb der Normgrenzen einen Einfluss auf die kognitive Leistungsfähigkeit haben, was nicht heißen soll, dass "viel Hormon viel hilft". Denn auch eine Hyperthyreose kann sich neben atypischen und singulären körperlichen Symptomen in einer kognitiven Funktionseinbuße, wie etwa bei der apathischen Hyperthyreose bis zu dementiellen oder deliranten Bildern oder auch einer psychotischen Symptomatik äußern (Portnoi 1979; Mintzer 1992).

Spezifische Therapie

Die spezifische Therapie von Hypothyreosen besteht selbstverständlich in der Substitution der Schilddrüsenhormone in einschleichender Dosierung. Eine Hyperthyreose sollte in der Regel thyreostatisch behandelt werden, bevor sie einer definitiven Behandlung (Radiotherapie oder, im Alter seltener, operative Therapie) zugeführt wird. Unglücklicherweise haben sich jedoch die optimistischen Erwartungen in die stete Reversibilität dieser Erkrankungen nicht erfüllt. Sowohl bei der kongenitalen wie auch bei der spät erworbenen Demenz aufgrund einer Hypothyreose lassen sich oft nur partielle oder inkonsistente Besserungen der kognitiven Funktionen erreichen, wobei erwartungsgemäß die Prognose bei der kongenitalen Form schlechter ist. Therapeutischer Nihilismus ist jedoch trotzdem nicht angesagt, da neben den eher seltenen wirklichen Heilungen auch graduelle Verbesserungen der Symptomatik jede Anstrengung rechtfertigen.

4.7. Andere spezifische Demenzformen

Die Syndromdiagnose "Demenz" stellt den ersten Schritt im diagnostischen Prozess dar, der dann mit Hilfe konkreter anamnestischer Angaben, der Befunderhebung durch körperliche Untersuchung, laborchemische und technische Untersuchungsverfahren sowie der Verlaufsbeobachtung schließlich zu einer ätiologischen Zuordnung des Demenzsyndromes führen soll. Es gibt mindestens 60 verschiedene Demenzerkrankungen (Übersicht bei Lauter und Kurz 1989; Lauter 1992; Zaudig 1995). Aus verschiedenen Metaanalysen und neuropathologischen Untersuchungen ergibt sich ein Überwiegen der AD mit einem durchschnittlichen prozentualen Anteil zwischen 58 und 61 %, nimmt man die Mischformen mit vaskulärer Demenz oder Demenz bei Morbus Parkinson hinzu, bis zu 70 %. Auf die vaskulären Demenzen fallen ca. 15 %, einschließlich der Mischformen sind es knapp ¼ aller Demenzen (Clarfield 1988; Jellinger et al. 1996). Es bleiben also zwischen 10 und gut 20 % aller Demenzfälle, die anderen Diagnosen zugeordnet werden können. Einen Überblick über die wichtigsten Demenzformen gibt Tab. 4.10.

Von besonderer Bedeutung ist die Unterscheidung der "potentiell reversiblen" Demenzen sowie der Pseudodemenzen bei Depressionen von den primär neurodegenerativen Prozessen mit Demenzfolge (☞ Kap. 2.9.). Sie setzt eine gründliche psychiatrisch-neuropsychologische und klinische Untersuchung und die Anwendung bildgebender Verfahren voraus, wie in Kap. 2. beschrieben. Der Nachweis einer spezifischen Demenzerkrankung stützt sich immer auf die Diagnose des Demenzsyndroms sowie auf das Vorhandensein bestimmter somatischer Merkmale, die für den jeweiligen Krankheitsprozess charakteristisch sind. Die Zuordnung einer spezifischen somatischen Grunderkrankung zur Demenzentwicklung sollte aufgrund einer nachvollziehbaren Verbindung geschehen (z.B. zeitgleiches Auftreten), wird jedoch häufig durch die, insbesondere bei alten Menschen vorliegende Multimorbidität deutlich erschwert. Mit der Schwere der Behinderung und Beeinträchtigung durch mehrere Erkrankungen nimmt auch die Häufigkeit psychischer Störungen deutlich zu. Aufgrund dieser Zusammenhänge ist es eine komplexe, jedoch äußerst wichtige Aufgabe, die primäre Ursache der Demenz zu finden und eine möglichst kausale Behandlung einzuleiten.

Der Begriff der "potentiell reversiblen" Demenz, welche in bis zu 23 % aller Demenzpatienten vorliegen soll (Weytingh et al. 1995), weckt allerdings unrealistische Hoffnungen. Sorgfältige Analysen zeigten hingegen, dass höchstens 1 % aller sogenannten potentiell reversiblen Demenzen eine volle Reversibilität der kognitiven Beeinträchtigung erzielen ließen, während ein weit größerer Prozentsatz keine oder eine nur unvollständige Besserung zeigte (Weytingh et al. 1995, Draper 1991). Cunha (1990) fand eine volle Reversibilität in seinem Kollektiv von 26 Patienten mit potentiell reversibler Demenz nur bei einem Patienten mit Normaldruckhydrocephalus und einem Fall von Pseudodemenz. All seine Patienten mit Vitamin B_{12}- Mangel, Schilddrüsenüber- oder -unterfunktion aber auch weitere pseudodemente Patienten zeigten keine oder nur eine unvollständige Besserung. Die meisten Zusammenfassungen und Metaanalysen weisen auch darauf hin, dass günstige Prädiktoren für die Verbesserung der kognitiven Symptomatik eine besonders leichte kognitive Beeinträchtigung und die Kürze der Erkrankungsdauer sind.

Andere spezifische Demenzformen	
Vaskuläre Demenz	kortikal/subkortikal, Multiinfarktdemenz, arteriovenöse Missbildungen
Systemerkrankungen	Autoimmunerkrankungen (z.B. systemischer Lupus erythematodes, Riesenzellarteriitis)
Systematrophien (degenerativ)	Morbus Pick, Morbus Parkinson, Chorea Huntington, Lewy-Körperchen-Demenz, kortikodentatonigrale Degeneration, progressive supranukleäre Ophtalmoplegie (Steele-Richardson-Olszewski-Syndrom), Pallidumdegeneration, spinocerebeläre Degeneration, Myoklonusepilepsien, Morbus Hallervorden-Spatz
Störung der Liquorzirkulation	Normaldruckhydrocephalus
Intrakranielle Neoplasmen	Hirntumoren, Schädelbasistumoren, Lymphome, Metastasen
Extracerebrale Tumoren einschließlich hämatologischer Malignome	Karzinomatöse Meningitis, paraneoplastisches Syndrom, Polycythämie, Plasmozytom
Hirntraumen	Kontusion, subdurales Hämatom
Infektiöse, parainfektiöse und immunologische Erkrankungen	Meningoencephalitiden (bakteriell, viral, mykotisch), Lues, Creutzfeldt-Jakob`sche Erkrankung, AIDS, Hirnabszess, Toxoplasmose, Encephalomyelitis disseminata (Multiple Sklerose), progressive multifokale Leukencephalopathie, Morbus Gerstmann-Sträussler
Cerebrale Hypoxie	Pulmonale (chronische respiratorische Insuffizienz) und kardiale Ursachen (linksventrikuläre Herzinsuffizienz)
Metabolische und endokrinologische Erkrankungen, Elektrolytstörungen	Diabetes mellitus einschließlich Hypo- und Hyperglykämie, Hyperlipidämie, Morbus Addison, Morbus Cushing, Hypo- und Hyperthyreose, Hypo- und Hyperparathyreoidismus, Fahr-Syndrom, Elektrolytimbalance, einschließlich zentrale pontine Myelinolyse, Lipidspeicherkrankheiten und Glycogenosen, mitochondriale Zytopathien, hepatogene (portosystemische) Encephalopathie, Hämochromatose, Morbus Wilson, Porphyrie, nephrogene Encephalopathie (Dialyse-Encephalopathie), Malnutrition/Malabsorption/Eiweißmangel
Vitaminmangelerkrankungen	Vitamin-B_{12}-Mangel (Perniciosa), Nicotinsäuremangel (Pellagra), Folsäuremangel, Vitamin-B_1 (Thiamin)-Mangel
Intoxikationen	Alkohol, Medikamente (trizyklische Antidepressiva, Barbiturate, Benzodiazepine, Neuroleptika, Bromide, Analgetika, Psychotomimetica, andere Sedativa und Narkotika, Kortikoide, Antikonvulsiva, Antihistaminika, Digitalis, Vincristin, Betablocker), Kohlenmonoxyd, Schwermetalle, organische Lösungsmittel
Darüber hinaus differentialdiagnostisch zu berücksichtigen: Psychiatrische Erkrankungen	Pseudemenz bei Depression, Gansersyndrom, Psychosen, Neurosen, Persönlichkeitsstörungen, Störungen der Sinnesorgane und sensorische Deprivation, Oligophrenien

Tab. 4.10: Andere spezifische Demenzformen.

Die "Leichte Kogniti-ve Beeinträchtigung" im Alter (LKB)

5. Die "Leichte Kognitive Beeinträchtigung" im Alter (LKB)

Kognitives Altern

Dieser Begriff bezieht sich auf die Abnahme der kognitiven Leistungsfähigkeit im Alter, die mit Veränderungen zerebraler Funktionen, etwa der Neuronenzahl und der neuronalen Verknüpfung sowie allgemeiner psychischer Mechanismen wie beispielsweise der Motivation zusammenhängt. Pathologisch wird altersassoziiertes Nachlassen kognitiver Leistungen erst dann, wenn die Beeinträchtigung der psychosozialen Funktionsfähigkeit deutlich wird. Die Beziehung von altersgemäßen Veränderungen kognitiver Leistungen zu denjenigen bei Demenzerkrankungen ist im fortgeschrittenen Alter nur wenig untersucht (Helmchen und Reischies, 1998). Differentialdiagnostisch kommt es im hohen Alter zu besonderen Problemen, da sowohl das Altern als auch die Demenz kognitive Defizite mit sich bringen. Von besonderer Wichtigkeit erscheinen daher die Fragen: Führt jede kognitive Veränderung im Alter unweigerlich zur Demenz? Ist die Demenz, insbesondere die Alzheimer Demenz, der Endpunkt eines Kontinuums von normaler Kognition im Alter bis hin zur AD (**Kontinuitätshypothese**)? Oder gibt es unterschiedliche von einander unabhängige Erkrankungen mit kognitiver Störung als Hauptmerkmal (**Spezifitätshypothese**)?

Diese Fragen lassen sich derzeit nicht gesichert beantworten, weil entsprechende Langzeitstudien fehlen. Die Forschung geht daher eher deskriptiv vor und favorisiert derzeit die Spezifitätshypothese. Mit anderen Worten heißt dies, dass es spezifische Demenzerkrankungen im Alter gibt (insbesondere die AD), andererseits spezifische Krankheitsbilder mit einem geringeren Schweregrad wie z.B. die Leichte Kognitive Beeinträchtigung im Alter und darüber hinaus noch normal zu nennende altersassoziierte kognitive Leistungseinbußen (☞ Abb. 5.1).

Leichte Kognitive Beeinträchtigung

Die Abgrenzung einer bereits als pathologisch zu bezeichnenden "**Leichten Kognitiven Beeinträchtigung**" (LKB) im Alter, von einer normalen oder physiologischen Alterung und zur Demenz, (z.B. Alzheimer Demenz) stellt sicher noch eines der größten diagnostischen Probleme in der Gerontopsychiatrie dar (Zaudig 2001a, 2001b). Typischerweise werden unter "Leichter Kognitiver Beeinträchtigung" (LKB) ein Nachlassen kognitiver Leistungen, insbesondere des Gedächtnisses verstanden, ohne dass die Kriterien für eine Demenz erfüllt werden (Zaudig, 1995). Die Prävalenz der "Leichten Kognitiven Beeinträchtigung" (LKB) liegt zwischen 10 – 15 % aller über 65-Jährigen (Übersicht: Zaudig 1999, 2001a). Patienten mit "Leichter Kognitiver Beeinträchtigung" (LKB) sind insofern als Risikopopulation anzusehen, da mehr als 50 % dieser Patienten nach 3 – 4 Jahren eine Demenz entwickeln werden (Bickel und Cooper 1994).

Im folgenden verstehen wir unter "**Leichter Kognitiver Beeinträchtigung**" (LKB) kognitive Störungen (☞ Tab. 5.1), insbesondere Gedächtnisstörungen, über die Patienten klagen, ohne dass sich dies in besonderer Weise in einer Beeinträchtigung der psychosozialen Kompetenz zeigt. Dennoch kann die Störung durch Tests wie das **SIDAM** (☞ Kap. 2.4.3.) (Zaudig 1995) oder **CAMDEX** (Roth et al. 1986) objektiviert werden. Psychiatrische Störungen, insbesondere Depressionen und andere spezifische organische Ursachen sollten ausgeschlossen sein, ferner erfüllt der Patient nicht die Kriterien für eine Demenz (Zaudig 1999). Aus heutiger Sicht ist dieses Störungsbild (LKB) nach Ausschluss organischer und anderer psychiatrischer Ursachen entweder als ein Vorläuferstadium einer sich später entwickelnden Demenz anzusehen oder als eine gutartige, sich nicht weiter entwickelnde Altersvergesslichkeit (☞ Abb. 5.1).

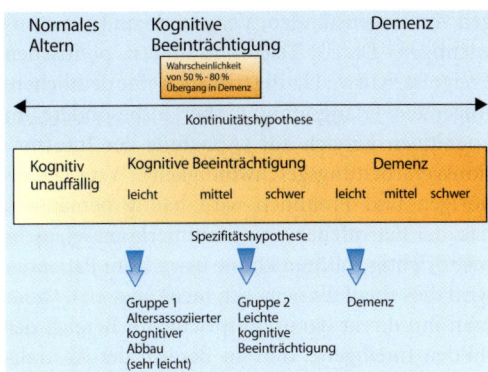

Abb. 5.1: Die Leichte Kognitive Beeinträchtigung – ein Vorstadium zur Demenz?

In Abb. 5.1 wird sowohl die **Kontinuitätshypothese** als auch die **Spezifitätshypothese** grafisch dargestellt. Verbreitet ist die Meinung (auch wissenschaftliche Meinung), dass ein Demenzsyndrom zur Normalität der Alterserscheinungen gehört. Es wird ein Kontinuum vom relativ gesunden zum kranken Altern, bezogen auf die kognitiven Fähigkeiten postuliert. Bei der Spezifitätshypothese wird von spezifischen, kognitiven Störungsbildern bzw. Krankheiten ausgegangen, z.B. altersassoziierte kognitive Veränderungen die als normal angesehen werden, versus Leichte Kognitive Beeinträchtigungen, die bereits als pathologisch angesehen werden, versus spezifischen Demenzformen (Helmchen und Reischies 1998). Die Leichte Kognitive Beeinträchtigung wird derzeit zum einen als Übergangsstadium zur Demenz gesehen, andererseits auch als gutartige altersspezifische Erkrankung, die sich nicht zur Demenz weiterentwickelt.

5.1. Historische Wurzeln der "Leichten Kognitiven Beeinträchtigung"

Versuche, die Grenze zwischen normaler kognitiver Alterung und Demenz bzw. diesen Übergangsbereich zu beschreiben, finden in der Literatur viele Bezeichnungen. Schon 1913 schrieb Kraepelin in der 8. Auflage seines Lehrbuches, dass "**das normale Altern** regelmäßig zu einer Abnahme der Aufnahmefähigkeit und Merkfähigkeit führt, zu einer Erstarrung der Gedankengänge, der Einengung der Gefühlsbeziehungen, zum Erlahmen der Tatkraft und der Ausbildung störrischer Unlenksamkeit. Normales Altern ist ebenfalls verbunden mit

einer Verlangsamung der gesamten psychischen Leistungen und insbesondere der freien Assoziationstätigkeit. Deutlich ist eine Verlängerung der Reaktionszeiten."

Eugen Bleuler definierte 1916 in seinem Lehrbuch die senile Demenz (dementia senilis) als eine chronische Krankheit, die durch die Ausbildung eines **psychoorganischen Syndroms** in höherem Alter gekennzeichnet und für dessen Verursachung keine bestimmte Krankheit nachweisbar sei. Der Beginn sei schleichend mit leichten Charakterveränderungen oder leichten Gedächtnisstörungen oder beidem zusammen. Betroffen sei die affektive und die intellektuelle Seite der Persönlichkeit. Aus dem psychoorganischen Syndrom Eugen Bleulers wurde im Laufe der Zeit ein **organisches Psychosyndrom** (Manfred Bleuler 1949, 1951). Der Kern der dementia senilis sei nach Manfred Bleuler das organische Psychosyndrom, das am Beginn der Erkrankung als leichte Wesensänderung imponieren kann. Der Beginn wird als schleichend beschrieben. Der Verlauf sei üblicherweise langsam progredient. Differentialdiagnostisch sei die Abgrenzung gegenüber dem normalen Senium das Schwierigste. Es wäre willkürlich, wo man die Grenzen ziehen würde!

Nach **ICD-8** (Internationale Klassifikation psychischer Erkrankungen) werden leichte organische Psychosyndrome als "**psychische Störungen, die nicht als Psychosen bezeichnet werden können, jedoch mit körperlichen Erkrankungen in Zusammenhang stehen**" definiert. Es handelt sich um leichtere kognitive Beeinträchtigungen und vor allen Dingen um Verhaltensauffälligkeiten bzw. Persönlichkeitsauffälligkeiten im Sinne einer organischen Wesensveränderung, die organischen Schädigungen des Gehirns zugeordnet werden können. In **ICD-9** findet sich unter der Kategorie "**spezifische, nicht psychotische psychische Störungen nach Hirnschädigung**" die Untergruppe "**Intelligenz- oder Persönlichkeitsveränderung anderer Typologie (ICD-9: 310.1)**". Als dazugehöriger Begriff wird "leichte Gedächtnisstörung" genannt.

Kral prägte 1962 (1978) den Terminus "**benign senescent forgetfulness**" ("**gutartige Altersvergesslichkeit**"). Für Kral handelt es sich um eine stabile, d.h. nicht progrediente, kognitive Beeinträchtigung, die sich nicht zur Demenz weiterentwickelt. Diese Patienten mit "gutartiger Altersvergesslichkeit" weisen eine Art Schussligkeit, Vergesslichkeit auf, die sich aber nicht verschlechtere. Die Patienten hätten Probleme, unwichtige Daten und Erfahrungen abzurufen und zu speichern. Die Betroffenen seien sich ihrer Beeinträchtigung bewusst, versuchen die Gedächtnislücken zu umschreiben und hätten keine Probleme, sich diese auch einzugestehen (Kral 1978).

5.2. Klinik und Diagnose der "Leichten Kognitiven Beeinträchtigung"

5.2.1. Beginn der Erkrankung

Typischerweise gehen alle o.g. Definitionsversuche eher von einem **schleichenden Beginn** mit **kontinuierlichem, langsam progredientem Verlauf** aus. Aufgrund neuerer Untersuchungen ist jedoch auch verstärkt an fluktuierende Verläufe mit anfänglich vollen Remissionen zu denken, erst später kommt es zu einer kontinuierlichen Verschlechterung der Erkrankung. Dies trifft insbesondere auf die **Demenz vom Lewy-Körperchen-Typus** (Zaudig 1997) zu. Besonders wichtig erscheint bei einem fluktuierenden Charakter der Symptomatik, die **Abgrenzung von sogenannten Verwirrtheitszuständen, prädeliranten** oder **deliranten Syndromen**.

5.2.2. Symptomatik

Über die Beschreibung einer "Leichten Kognitiven Beeinträchtigung" hinaus (Zaudig 1995) ist grundsätzlich **medizinisch** abzuklären, inwieweit die Symptomatik Ausdruck einer pathologischen Entwicklung oder des normalen Alternsprozesses zu sehen und wann sie entstanden ist. Von Relevanz ist die Erfassung subjektiver und/oder objektiver kognitiver Beeinträchtigungen sowie für die genaue Diagnose deren Beginn und Verlauf, da zumindest ein Teil der Patienten mit derartigen Symptomen als Risikogruppe zu bezeichnen ist (im Sinne einer Demenzentwicklung, Depression oder organischen Beeinträchtigung). Wie sehen die Symptome nun aus?

"**Subjektiv** erleben die Patienten häufig schleichend eine Veränderung bzw. Verschlechterung ihrer Gedächtnisleistung, unwichtige Ereignisse werden zunächst nicht wiedererinnert, häufig gar nicht erst gespeichert. Dies zeigt sich z.B. im Verle-

gen von Gegenständen, Vergessen von (meist unwichtigen) Daten, Telefonnummern, politischen Ereignissen usw.. Häufig tritt auch eine deutlichere Allgemeinverlangsamung, aber insbesondere im kognitiven Bereich auf (Abnahme der Informationsverarbeitungsgeschwindigkeit). Von Angehörigen und Freunden wird häufig bemängelt, dass der Betroffene weniger aufmerksam sei, nicht mehr richtig zuhören könne usw.. Vom Patienten wird dies ebenfalls bemerkt, meist aber erst, wenn man ihn direkt darauf anspricht. Im Bereich der fluiden Intelligenz, d.h. im Bereich der Abstraktionsfähigkeit und Urteilsfähigkeit besteht häufig ebenfalls eine leichte Verschlechterung. Viele Patienten erleben sich auch als ungeduldiger, aufbrausender, unkontrollierter, stimmungslabiler, öfter auch depressiver als in früheren Episoden ihres Lebens. Konzentrationsstörungen sind deutlich häufiger. All die Symptomatik manifestiert sich besonders bei anspruchsvoller Tätigkeit und im gesellschaftlichen Rahmen" (Zaudig 1995).

Im Hinblick auf eine Abgrenzung zur Demenz ist die **psychosoziale Funktionsfähigkeit** entscheidend. Wichtig ist, ob der Schweregrad vereinbar ist mit einer noch einigermaßen intakten psychosozialen Funktionsfähigkeit.

5.2.3. Diagnose und Differentialdiagnose

Aktuelle Konzepte für die **Leichte Kognitive Beeinträchtigung** sind:

- Das **Clinical Dementia Rating** (CDR, **Hughes** et al. 1982) ist eine Schätzskala, die den Schweregrad der Demenz einstuft. Ein CDR-Wert von 0.5 bedeutet: Leichte Vergesslichkeit, Probleme beim Wiedererinnern von Ereignissen, die Patienten sind jedoch vollkommen orientiert

- **Reisberg und seine Mitarbeiter** (1982) beschreiben 7 Stadien einer globalen kognitiven Verschlechterung, ausgehend von der "Normalität" bis hin zur schwersten Demenz vom Alzheimer Typ. Nach der von Reisberg und Mitarbeitern entwickelten "**Global Deterioration Scale (GDS)**" bedeutet **GDS-Stadium 3** eine leichte kognitive Leistungsminderung. In diesem Stadium treten (nach Reisberg) die frühesten objektivierbaren klinischen Defizite im kognitiven Bereich auf. Es lassen sich Gedächtnisstörungen objektivieren. Reisberg betrachtet das GDS-Stadium 3 als **"Age Associated Memory Impairment"** im Sinne von Crook et al. (1986)

- 1986 führten **Crook et al.** das Konzept des **"Age Associated Memory Impairment"** - AAMI (altersbedingte Gedächtnisbeeinträchtigung) ein

- Die CAMDEX-Kategorie (Cambridge Mental Disorders of the Elderly Examination) der **"minimal dementia"** (Roth et al. 1986) wird definiert als: "begrenzte und variable Beeinträchtigung des Gedächtnisses mit leichten Orientierungsstörungen und herabgesetzter Fähigkeit Argumenten zu folgen und alltägliche Probleme zu lösen, gelegentlich treten Fehler bei Alltagsaufgaben auf". Die Kategorie "minimal dementia" schließt eine Demenz aus

- Die **AACD-Kriterien** (**aging associated cognitive decline**) wurden von der Internationalen Psychogeriatrischen Vereinigung (IPA) 1994 erstellt (Levy 1994). In Anlehnung an die ICD-10 Diagnose "Leichte Kognitive Störung" (F 06.7) wurden deren kognitive Bereiche mit einbezogen, aber auch das sekundäre Gedächtnis berücksichtigt

- Zaudig (1992, 1999) definierte mit Hilfe der DSM- und ICD-10-Kriterien diese Zwischengruppe **"Leichte Kognitive Beeinträchtigung"** (zwischen kognitiv unauffällig und Demenz) näher. Der Terminus "**Leichte Kognitive Beeinträchtigung**" wurde bewusst rein deskriptiv gefasst, um keine ätiologischen Vorwegannahmen zu machen

Folgende Kriterien für die **Leichte Kognitive Beeinträchtigung** wurden vorgeschlagen (☞ Tab. 5.1):

A. Für die **Leichte Kognitive Beeinträchtigung** wird gefordert, dass die Gedächtnisbeeinträchtigung und/oder das Nachlassen der intellektuellen Fähigkeiten objektivierbar sind.

B. Das Ausmaß der kognitiven Beeinträchtigung beeinflußt die Fähigkeit, den psychosozialen Alltag zu bewältigen, nur in sehr leichter Weise, ist gut kompensierbar und erfüllt **nicht** die Kriterien einer I-ADL-Skala, die für Demenzen entwickelt wurde.

C. Eine Verschlechterung der emotionalen Kontrolle, des Sozialverhaltens oder des Antriebes besteht **nicht** oder nur in sehr leichter Ausprägung.

D. Der SIDAM-Score (SISCO) sollte im Bereich von 34 – 47 liegen (oder der SIDAM-MMSE zwischen 23 und 28) **und** ein GDS-Wert von 3 oder CDR-Wert von 0.5 bestehen (☞ Kap. 2.).

E. Eine Demenz nach ICD-10 oder DSM-IV muss ausgeschlossen werden.

F. Andere **psychische** Störungen wie z.B. depressive Störungen, Delir oder eine Bewusstseinsstörung müssen ausgeschlossen sein und es gibt keine objektive Hinweise auf eine spezifische **organische** Ursache für die LKB.

G. Niedrige Intelligenz und mangelnde Bildung müssen ausgeschlossen bzw. berücksichtigt werden

H. Die Störung (Kriterien A, B, C) besteht mindestens für einen Zeitraum von 2 Wochen.

Tab. 5.1: Diagnostische Kriterien der Leichten Kognitiven Beeinträchtigung im Alter (Zaudig 1999).

Diese Definition der **Leichten Kognitiven Beeinträchtigung** bezieht sich auf kognitive Störungen im Alter, die keine eindeutige spezifische organische Ätiologie haben, die testpsychologisch objektivierbar sind, ferner ist es unklar, ob diese kognitive Beeinträchtigung später zu einer Demenz führt oder ob es sich um eine gutartige, nicht weiter progrediente Störung handelt.

Zusammenfassend werden in Tab. 5.2 die unterschiedlichsten Konzepte für die **Leichte Kognitive Beeinträchtigung** in chronologischer Folge dargestellt:

- Vorzeitiger Versagenszustand im Alter
  Behringer und Mallison 1949

- Benign senescent forgetfulness
  Kral 1962

- Limited dementia
  Gurland et al. 1977, 1982

- Questionable dementia
  Hughes et al. 1982

- Mild cognitive decline (MCD)
  Reisberg et al. 1982

- Mild dementia
  Henderson and Huppert 1984

- Mild cognitive impairment (MCI)
  Weissman et al. 1985

- Minimal dementia
  Roth et al. 1986

- Age associated memory impairment (AAMI)
  Crook et al. 1986

- Age consistent memory impairment (ACMI)
  Blackford and LaRue 1989

- Late life forgetfulness (LLF)
  Blackford and LaRue 1989

- Leichte Kognitive Beeinträchtigung
  (LKB)/Mild cognitive impairment (MCI)
  Zaudig et al. 1991, Zaudig 1992, 1995, 1999

- Leichte Vergesslichkeit / mild forgetfulness
  Cooper 1992

- aging-associated cognitive decline (AACD)
  Levy 1994

- cognitively impaired not demented (CIND)
  Ebly et al. 1995

- sub-clinical senescent cognitive disorder
  Ritchie et al. 1996

- mild cognitive impairment (MCI)
  Petersen et al. 1999

Tab. 5.2: Klinische Konzepte der Leichten Kognitiven Beeinträchtigung im Alter.

ICD-10

Die Kategorie der **leichten kognitiven Störung** (**F 06.7**) nach ICD-10 ist auf Grund der geforderten Reversibilität der Störung und der eindeutigen organischen Ätiologie ungeeignet den oben genannten Konzepten zu entsprechen. Diese Art der Störung ist auch nicht auf das Alter beschränkt,

sondern sehr häufig bei allen cerebral wirksamen organischen Erkrankungen zu finden. Auch eine schwere Virusinfektion kann mit leichten kognitiven Störungen reversibler Art einhergehen. In den klinisch-diagnostischen Leitlinien werden darüber hinaus in Kap. **F 07** (**Persönlichkeits- und Verhaltensstörung aufgrund einer Krankheit, Schädigung oder Funktionsstörung des Hirns**) leichte kognitive Störungen erwähnt, die "noch nicht das Ausmaß einer Demenz bei kontinuierlich fortschreitenden Störungen wie der Alzheimer Krankheit..." erreicht haben. "Die Diagnose ist zu ändern, wenn die Kriterien für Demenz erfüllt sind" (Dilling et al. 1991). Es handelt sich hier um die **Restkategorie F 07.8 b** (Klinische Leitlinien). Mit dieser Kategorie bestünde nach Ausschluss spezifischer organischer Ursachen am ehesten die Möglichkeit, diesen Bereich zwischen normaler Kognition und Demenz zu beschreiben.

DSM-IV

In DSM-IV (Saß et al. 1996; APA 1994) wird eine Experimentalkategorie beschrieben, die **Leichte Neurokognitive Störung** (☞ Tab. 5.3).

Es gibt in der Beschreibung grundsätzlich Ähnlichkeit zur Kategorie F 06.7 in ICD-10, unterschiedlich sind jedoch die Zeitkriterien. Die **Leichte Neurokognitive Störung** wird nicht als reversibel definiert, andererseits wird gefordert, dass diese Art der kognitiven Störung mindestens 2 Wochen andauert. Es werden jedoch nicht nur rein kognitive Symptome gefordert. Auch bei dieser Kategorie sollten eindeutige oder objektivierbare organische Ursachen vorliegen. Ist das nicht so, sollte nach DSM-IV der **Altersbedingte Kognitive Abbau** (780.9) erwogen werden. Es handelt sich hierbei um eine Restkategorie, die nur dann erwogen werden sollte, falls es keine expliziten organischen Ursachen für einen leichten kognitiven Abbau gibt (zur Diskussion des Unterschiedes zwischen DSM-IV und ICD-10 bei LKB siehe Zaudig et al. 1999).

A. Das Vorhandensein von zwei (oder mehr) der folgenden Beeinträchtigungen der kognitiven Funktionen, die die meiste Zeit innerhalb einer Periode von mindestens 2 Wochen andauern (wie durch den Betroffenen oder eine andere zuverlässige Person berichtet wird):

(1) Gedächtnisbeeinträchtigung, gekennzeichnet durch eine reduzierte Fähigkeit beim Erlernen oder Wiedergeben von Informationen

(2) Störungen von Exekutivfunktionen (z.B. Planen, Organisieren, Reihenfolgen bilden, Abstrahieren)

(3) Störung der Aufmerksamkeit und der Informationsgeschwindigkeit

(4) Beeinträchtigung der perzeptiven motorischen Fähigkeiten,

(5) Beeinträchtigung der Sprache (z.B. Verstehen, Wortfindung)

B. Aufgrund der körperlichen Untersuchung oder Laborbefunden (einschließlich bildgebender Verfahren) besteht der objektive Nachweis eines neurologischen oder medizinischen Krankheitsfaktors, der als ätiologisch für die kognitive Störung beurteilt wird.

C. Aufgrund neuropsychologischer Tests oder quantifizierender kognitiver Messverfahren besteht der Nachweis einer Abnormalität oder eines Abfalls der Leistung.

D. Die kognitiven Defizite führen zu deutlichem Leiden oder Beeinträchtigungen in sozialen, beruflichen oder anderen wichtigen Funktionsbereichen und stellen einen Abfall gegenüber dem bisherigen Leistungsniveau dar.

E. Die kognitive Störung erfüllt nicht die Kriterien für ein Delir, eine Demenz oder eine amnestische Störung und kann nicht durch eine andere psychische Störung besser erklärt werden (z.B. eine Störung im Zusammenhang mit Psychotropen Substanzen, Major Depression).

Tab. 5.3: DSM-IV Forschungskriterien für die Leichte Neurokognitive Störung.

Differentialdiagnose

Geht man von der gesicherten Existenz einer Gruppe mit "**Leichter Kognitiver Beeinträchtigung**" im Alter aus, ergeben sich **mehrere ätiologische Zuordnungen** oder Möglichkeiten für die Entwicklung einer solchen Symptomatik (Zaudig 2001a, 2001b):

- Körperliche Erkrankungen sind gerade bei älteren Menschen sehr häufig (Multimorbidität) und häufig von "**Leichten Kognitiven Beeinträchtigungen**", oft **vorübergehender** Natur, begleitet (z.B. leichte kognitive Störung, F 06.7)

- Psychiatrische Erkrankungen, insbesondere **depressive** Syndrome im Alter weisen in mindestens 25 % deutliche kognitive Beeinträchtigungen auf, so dass der Eindruck einer genuinen kognitiven Beeinträchtigung entsteht, die oft auch als Demenz verkannt wird (Pseudodemenz) (Lauter 1988, 1992)

- Kral (1962, 1978) und Crook et al. (1986) gehen davon aus, dass es eine "**gutartige Altersvergesslichkeit**" gibt, die keinerlei Progression in Richtung Demenz aufweist und auch keine anderen somatischen Ursachen hat

- Einige Verlaufsuntersuchungen weisen darauf hin, dass Patienten mit einer "**Leichten Kognitiven Beeinträchtigung**" später eine Demenz entwickeln werden (z.B. O'Connor et al. 1990, 1991; Rubin et al. 1989) und damit eine **Vorstufe** der Demenz darstellen (Bickel und Cooper 1994)

- "**Leichte Kognitive Beeinträchtigungen** " können auch fälschlicherweise diagnostiziert werden, wenn z.B. ein sehr niedriger Intelligenz- oder Bildungsgrad oder besonders hohes Alter bei dem Patienten vorliegt (falsch positive Diagnose aufgrund niedriger Bildung und/oder Intelligenz) (Bleeker et al. 1988)

Tab. 5.4: Ätiologische Zuordnungen der LKB.

5.3. Testung und Psychometrie

In den meisten internationalen Studien wird die MMSE herangezogen, um den Grad der kognitiven Beeinträchtigung quantitativ darzustellen, zusätzlich sehr häufig eine Reihe neuropsychologischer Tests. Beispielsweise benutzten Welsh et al. (1991, 1992, 1994) eine neurologische Testbatterie (Consortium to Establish a Registry for Alzheimer's Disease - CERAD), um die "**Leichte Kognitive Beeinträchtigung**" besser erfassen zu können.

Die MMSE ist das am häufigsten benutzte quantitative Maß zur Einschätzung der kognitiven Beeinträchtigungen und ist im Allgemeinen für die Gruppe der **Leichten Kognitiven Beeinträchtigung wenig** brauchbar (nur im Zusammenhang mit anderen Untersuchungsverfahren wie z.B. dem SIDAM, CAMDEX oder CERAD-Batterie). Die MMSE weist eine zuverlässige Reliabilität nur im Bereich der Demenz auf.

Nach Zaudig und Hiller (**1996**) können - unter Anwendung des SIDAM - folgende Wertebereiche für MMSE und SISCO angegeben werden (☞ Tab. 5.5).

	MMSE	SISCO
Keine kognitive Beeinträchtigung	29 – 30	48 - 55
Leichte kognitive Beeinträchtigung	23 – 28	34 – 47
Demenz	0 - 22	0 – 33

Tab. 5.5: Wertebereiche für MMSE und SISCO im Rahmen einer SIDAM-Testung

5.4. Verlauf der "Leichten Kognitiven Beeinträchtigung"

Für Demente aller Schweregrade gibt es eine Reihe von **Verlaufsstudien**, für die "**kognitiv leicht Beeinträchtigten**" oder **fraglich Dementen** nur wenige (Übersicht in Zaudig 1995, 1999, Petersen 1999).

Typischerweise verschlechtern sich Patienten mit bereits bestehender LKB in den Bereichen Orientierung, Kurz- und Langzeitgedächtnis, verbale/rechnerische Fähigkeit, Konstruktionsfähigkeit und Aphasie/Apraxie (Zaudig und Hiller 1996). Evtl. hinweisend auf die spätere Entwicklung einer Demenz erscheint die Aphasie/Apraxie, zusätzlich

auch Veränderungen in der Orientiertheit. Patienten mit "**Leichter Kognitiver Beeinträchtigung**" haben nach den Ergebnissen auch von Bickel und Cooper (1994) ein hohes Risiko, eine Demenz zu entwickeln, es wird von den Autoren empfohlen, nach 30 Monaten eine Wiederholungsuntersuchung durchzuführen, da dies der durchschnittliche Zeitverlauf ist, in dem Patienten mit LKB eine leichte Demenz entwickeln können. Es ist daher sowohl im ambulanten wie stationären Bereich dringend zu empfehlen, diagnostische Screening-Instrumente, die auch den kognitiven Status quantifizieren können, anzuwenden. Beispiele dafür sind das SIDAM (Zaudig und Hiller 1996) oder CAMDEX (Roth et al. 1986).

Die meisten Follow-up-Studien der letzten Jahre zeigen, dass sich die Gruppe der "Leichten Kognitiven Beeinträchtigung" nach einigen Jahren doch in Richtung Demenz entwickelt. Rubin et al. (1989) fanden in einer 7-Jahres-Follow-up-Studie der Patienten mit dem Schweregrad CDR 0.5 die Entwicklung einer Demenz in 64 %. O'Connor et al. (1991) fanden nach 2 Jahren 50 % ihrer Patienten mit minimal dementia in einem mindestens leichten Demenzstadium vor. Bowen et al. (1997) konnten in einem 4-Jahres-Follow-up bei Patienten mit isolierten Gedächtnisverlust bzw. –beeinträchtigung in 49 % die Entwicklung einer Demenz feststellen, Zaudig und Hiller (1996) fanden nach einem Jahr 10 % der Patienten mit CDR 0.5 im Demenzstadium. Für GDS 3-Patienten ergaben sich nach 1 Jahr 11 % Demenzen. Petersen et al. (1999) fanden für CDR 0.5 und GDS 3 Patienten im Rahmen einer 4-Jahreskatamnese eine jährliche Übergangsrate in die Demenz von 10 – 12 %.

5.5. Epidemiologische Aspekte der "Leichten Kognitiven Beeinträchtigung"

Die Diagnose der "**Leichten Kognitiven Beeinträchtigungen**" in epidemiologischen Feldstudien ist (mangels einheitlicher Kriterien) immer noch ein Stiefkind der Forschung (Zaudig 1999). Dies ist besonders problematisch, da die Abgrenzung einerseits zu gesundem kognitiven Altern und andererseits zur Demenz zu beachten ist. Aufgrund unterschiedlicher Kriterien für die LKB schwanken entsprechend auch die Prävalenzzahlen für die "**Leichte Kognitive Beeinträchtigung**" bei über 65-

Jährigen zwischen 1,5 % - 25 % (Kratz 1998). Nach Bickel und Cooper (1994) ist die Prävalenz für LKB durchschnittlich zwischen 15 % bis 30 % (im Vergleich 5,3 % bei mittleren und schweren Demenzen). Weissman et al. (1985) fanden eine 6-Monats-Prävalenz von 12,7 % für LKB.

Im Rahmen der interdisziplinären Langzeitstudie für Erwachsene (ILSE) wurden die Prävalenzraten von 4 Konzepten der "Leichten Kognitiven Beeinträchtigung" verglichen (Kratz et al. 1998). Die Autoren fanden Prävalenzraten für die AAMI (Crook et al. 1986) von 13,5 %, für die ACMI (age-consistent memory impairment, Blackford und La Rue 1989) 6,5 %, für die LLF (late-life forgetfulness; Blackford und La Rue 1989) 1,5 % und für den aging associated cognitive decline (Levy 1994) 23,5 %.

Auch diese Daten weisen darauf hin, dass die Prävalenz der LKB im Durchschnitt bei 10 – 15 % der über 65jährigen liegt.

> Patienten mit "Leichten Kognitiven Beeinträchtigungen" haben im Vergleich zu kognitiv unauffälligen Personen eine verkürzte Lebenserwartung. Die LKB ist der beste Prädikator für das Auftreten einer Demenz innerhalb der folgenden 2 bis 4 Jahre (Bickel und Cooper 1994).

Die durchschnittliche Überlebensrate bei Patienten mit einer Alzheimer Demenz beträgt zwischen 7 und 10 Jahren (gemessen vom Beginn der Erkrankung). Die Überlebensrate von Patienten mit jeglichem Grad einer kognitiven Beeinträchtigung ist umgekehrt proportional zum Grad der Beeinträchtigung. D.h., je stärker die kognitive Beeinträchtigung, desto höher die Wahrscheinlichkeit einer niedrigen Überlebensrate. Diese Aussage wird von den allermeisten epidemiologischen Studien übereinstimmend gefunden (Bickel und Cooper 1994).

Die Erfassung der kognitiven Leistungsfähigkeit gerade von Alterspatienten ist daher von höchster prognostischer Wichtigkeit.

5.6. Therapie der "Leichten Kognitiven Beeinträchtigung"

Die **Pharmakotherapie** der **Leichten Kognitiven Beeinträchtigung** im eigentlichen Sinne (d.h. wissenschaftlich gesichert) existiert noch nicht (Zaudig 1999, 2001a). Ohne eine eindeutige und auch Ätiologie-bezogene Diagnostik kann es keinen sinnvollen Einsatz von Medikamenten oder Psychotherapie geben. Wie bereits oben ausgeführt, ergeben sich mehrere Möglichkeiten einer ätiologischen Zuordnung für die Leichte kognitive Beeinträchtigung: Eindeutig definierbare **körperliche** Erkrankungen, die dann auch entsprechend spezifisch behandelt werden können; **psychiatrische** Erkrankungen, wie z.B. depressive Störungen (☞ Tab. 5.6). Auch diese können spezifisch behandelt werden. Leichte Kognitive Beeinträchtigungen im Rahmen **psychosozialer** Problematik und niederer Intelligenz/mangelnder Bildung lassen sich entsprechend soziotherapeutisch behandeln.

- als vorübergehende Störung bei manifester medizinischer Krankheit
- als begleitende Symptomatik bei psychiatrischen Störungen z.B. Depression
- als Vorstadium einer Demenz vom Alzheimer Typ
- als gutartige Altersvergesslichkeit
- mangelnde Bildung/niedere Intelligenz

Tab. 5.6: Ätiologiebezogene Therapierichtungen der Leichten Kognitiven Beeinträchtigung.

Gehen wir jedoch davon aus, dass die Leichte Kognitive Beeinträchtigung evtl. das **Vorstadium einer neurodegenerativen Erkrankung**, insbesondere der Alzheimer Demenz (AD) ist, ergeben sich entsprechend andere ätiologische und damit auch therapeutische Überlegungen. Wobei hier konkurrierend und erschwerend noch die Frage der **gutartigen Altersvergesslichkeit** hinzukommt. In den beiden letztgenannten Fällen taucht nun die Frage auf, behandeln wir prophylaktisch eine beginnende Demenz oder handelt es sich um altersspezifische Veränderungen der Hirnzellen und damit um eine Verzögerung des Alterns von Hirnnervenzellen (Zaudig 1995)?

Bisher gibt es keine umfangreichen und Placebo-kontrollierte Therapiestudien mit entsprechenden Follow-up Untersuchungen von Patienten mit leichten kognitiven Störungen. Erste Untersuchungen in diesem Bereich werden geplant oder sind gerade in der Umsetzung.

Bisher gibt es eine große Zahl von **kasuistischen Berichten** über gute Effekte bei "Leichter Kognitiver Beeinträchtigung", wobei hier immer zugrunde gelegt werden muss, dass häufig sehr diffuse diagnostische Konzepte diesbezüglich vorlagen, meist wurde bei diesen Patienten eine **leichte Hirnleistungsstörung** eingestuft. Einen ausführlichen Studienüberblick darüber findet sich in Zaudig (1995).

▶ Pharmakotherapie

Größtenteils kasuistische Erfahrungen (ohne den Anspruch auf präzise Vordiagnostik und wissenschaftliche kontrollierte Placebo-Untersuchungen) liegen vor mit folgenden Substanzen: Piracetam, Codergocrin, Gingko Biloba-Extrakt, Pyritinol, Naphtidrophoryl, Nicergolin, Vincamin, Xanthinolnicotinat. Die genannten Substanzen finden sich häufig in der Literatur unter der Bezeichnung **Nootropika** (☞ Kap. 3.1.).

Andere Pharmaka mit **spezifischen Effekten und Wirkprinzipien** sind: Acetylcholin-Esterasehemmer, Neuropeptide, Adenosin-Agonisten, Sauerstoff-Radikalfänger wie Vitamin E, Ganglioside, Calcium-Antagonisten wie Nimodipin und verwandte Substanzen wie Memantine (☞ Kap. 3.2.).

Grundsätzlich sollte bei früh beginnenden neurodegenerativen Erkrankungen eine pharmakologische Therapie eingeleitet werden, jedoch sind dringend Langzeitstudien zu fordern, um die Effektivität der Pharmaka zu belegen.

▶ Verhaltenstherapie (☞ Kap. 3.8.)

Neben der Pharmakotherapie der Leichten Kognitiven Beeinträchtigung gibt es eine Reihe **verhaltenstherapeutischer (kognitiver) Interventionen** und Trainingsprogramme (Zaudig 1999). Im Prinzip ist das ganze Spektrum verhaltenstherapeutischer Methodik einsetzbar. Natürlich sollten die Akzente anders gesetzt sein als bei dementen Patienten, bei denen sich verhaltenstherapeutische Kernelemente wie Realitätsorientierung, Erinnerungstherapie und Validation etabliert haben. Kognitiv-verhaltenstherapeutische Therapieverfah-

ren sollten sich bewusst und gezielt nicht nur auf den kognitiven Anteil beziehen, sondern auch auf Emotionalität und Förderung der Kreativität der Patienten mit Leichter Kognitiver Beeinträchtigung. Besonders effektiv scheinen hier Musik- und Kunsttherapie sowie Entspannungstechniken zu sein.

Leider gibt es auch in diesem Bereich wenig oder keine kontrollierten Untersuchungen, die sich speziell mit der im o.g. Sinne definierten Gruppe der Leicht Kognitiv Beeinträchtigten befasst hätte. Ein Überblick über die **psychologischen Ansätze** in der Behandlung Leichter Kognitiver Störungen finden sich in Kaschel (1995) und Helgenberger (1995). Zusammenfassend kann hier gesagt werden, dass Interventionseffekte sich nicht nur auf gedächtnisbezogenes Training beziehen sollte, sondern das gesamte Umfeld des Patienten mit einbeziehen muss im Sinne von Bewältigungsstrategien, Entspannungsverfahren und emotional aktivierenden Verfahren. Dies scheint den besten prophylaktischen Effekt zu gewähren. Zu fordern bleiben genau so wie im pharmakologischen Bereich die Etablierung von Vergleichsstudien mit entsprechend langem Follow-up. Der Vergleich sollte neben einer Wartegruppe (Vergleichsgruppe ohne Behandlung) und Placebo-Gruppe auch pharmakologisch behandelte Patienten mit einbeziehen.

Zusammenfassung

Hinsichtlich einer Therapie der Leichten Kognitiven Beeinträchtigung ist zu bemerken, dass es noch keine kontrollierten Langzeitstudien gibt, die sowohl einen **pharmakologischen** wie auch **verhaltenstherapeutischen** kurativen und/oder prophylaktischen Effekt hinsichtlich der Verlangsamung in der Entwicklung einer Demenz belegen können. Es gibt zwar Hinweise, dass eine Verlangsamung der Demenzentwicklung möglich sein könnte, aber keine Sicherheit. Es bleibt dringend zu fordern, dass entsprechende Studien durchgeführt werden.

Tipp für die Praxis: "**Leichte Kognitive Beeinträchtigung**"

- Die LKB zeigt sich durch eine leichte kognitive Störung, über die Patienten selbst klagen ohne dass sich dies in besonderer Weise in einer Beeinträchtigung der psychosozialen Kompetenz zeigt. Spezifische organische oder psychiatrische Störungen sind ausgeschlossen, ebenso eine Demenz (Zaudig 1999)

- Die LKB wird zum einen unterschieden von altersassoziierten und damit normalen kognitiven Beeinträchtigungen und andererseits von der leichten Demenz. Die LKB kann sowohl eine Progredienz in Richtung Demenz aufweisen, andererseits aber auch stabil bleiben

- Die Prävalenz der LKB liegt zwischen 10 – 15 % aller über 65-Jährigen

- Patienten mit LKB sind als Risikopatienten anzusehen, da mehr als 50 % dieser Patienten spätestens nach 3-4 Jahren eine Demenz entwickeln

- Psychometrisch werden die Patienten auch unter Praxisbedingungen in relativ kurzer Zeit durch das SIDAM oder CAMDEX erfasst

- Nach ICD-10 ist die LKB unter Kap. F 07.8 zu kodieren, nach DSM-IV ist die entsprechende Diagnose die Leichte Neurokognitive Beeinträchtigung

- Sichere Studien (Follow-up-Untersuchungen) zur Effektivität von Nootropika und Antidementiva liegen noch nicht vor, dagegen eine Reihe von Kasuistiken, die darauf hinweisen, dass die o.g. Medikamentengruppen durchaus sehr effektiv in der Behandlung der LKB sein können

Angehörigenbera-
tung und Probleme
der Pflegenden

6. Angehörigenberatung und Probleme der Pflegenden

Angehörige und Pflegende sehen sich im Umgang mit dem Demenzkranken der allergrößten psychosozialen Anstrengung gegenüber. Die massiven Belastungen, denen die Pflegenden ausgesetzt sind, schlagen sich nicht selten bei diesen in einer erhöhten psychischen und physischen Morbidität nieder. Die Pflegenden sind einem maximalem Stress ausgesetzt und bedürfen einer gezielten Entlastung und Information, um auf Dauer mit dem Demenzkranken umgehen zu können. Andererseits weisen auch die Pflegenden und Angehörigen Verhaltensweisen auf, die krankheitsfördernd sein können. Im folgenden werden einige wesentliche Punkte skizziert.

6.1. Stress-Faktoren für die Pflegenden

Der Verbleib eines Demenzkranken im häuslichen Umfeld hängt maßgeblich davon ab, wie lange der Pflegende/Angehörige den außerordentlichen Belastungen gewachsen ist. Für den Patienten und die Pflegenden sind daher Strategien zur Entlastung der Pflegenden von hoher Bedeutung (Brodaty 1998). Die Angehörigen und ihre Familien (Pflegende) sind in psychischer, physischer, sozialer und finanzieller Hinsicht über Gebühr belastet. Der Grad der Belastung hängt von folgenden Faktoren ab (Brodaty 1998):

- Verwandtschaftsgrad. Je näher die Verwandtschaft desto schwieriger die Betreuung

- Emotionales Verhältnis zwischen Pflegendem und Patient. Eine positive Beziehung vor Krankheitsbeginn fördert grundsätzlich die erfolgreiche und engagierte Betreuung

- Persönlichkeitsstruktur des Pflegenden. Geringer Informationsstand über die Krankheit, allgemein mangelnde Fähigkeit Probleme zu lösen und ein hoher Anteil negativ gefärbter Gefühle erhöhen die Belastung

- Häusliche Situation. Beengende Verhältnisse erhöhen den Stress sowohl für den Pflegenden als auch für den Betroffenen

- Finanzielle Situation. Mangelnde finanzielle Ressourcen erschweren die Betreuung und bedeuten negativen Stress für den Pflegenden und häufig Probleme in der Pflege

Nicht selten erkranken Pflegende von Demenzerkrankten an Depression und Angst. Auch erhöhter Blutdruck ist relativ häufig vorzufinden. Die Last der Betreuung scheint die Krankheitsanfälligkeit (mit Infektionen) deutlich zu erhöhen. Mögliche Folgen der mit der Betreuung verbundenen Belastung sind Verzweiflung, Wut, Aggression bis hin zu tatsächlicher Gewaltanwendung (Brodaty 1998).

> Dauerstress von Pflegenden führt zu psychischen und physischen Problemen. Die Pflegenden bedürfen einer Entlastung und Stützung in den verschiedensten Lebensbereichen, um die Pflegemotivation zu erhöhen. Dies führt auch zu einer Stabilisierung der Gesundheit der pflegenden Angehörigen.
> Verhaltensauffälligkeiten und psychische Störungen (BPSD) belasten die Pflegenden wesentlich mehr als die kognitiven Defizite der Patienten.

6.2. Krankheitsfördernde Verhaltensweisen des Pflegenden

Das Verhalten des Pflegenden gegenüber dem Demenzkranken hat direkte Konsequenzen sowohl in positiver wie negativer Art. In folgenden Situationen droht eine Exazerbation:

- Permanente Kritik und übermäßige Kontrolle des Patienten

- Plötzliche und unerwartete Veränderungen in der täglichen Routine oder häuslichen Umgebung des Patienten

- Unnötige Machtkämpfe

- Missachtung oder Ignoranz der Bedürfnisse des Patienten

- Latent oder offenes aggressives und gereiztes Verhalten gegenüber dem Dementen

- Fehlinterpretation des Verhalten des Patienten durch den Pflegenden

- Überforderung des Patienten
- Unterforderung/Vernachlässigung des Patienten

Das Verhalten des Patienten kann positiv beeinflusst werden durch empathisches, ruhiges, freundliches, zugewandtes Verhalten, durch den Versuch das Verhalten des Dementen zu verstehen, den Patienten mit einem vernünftigen Maß an Toleranz, Respekt und Humor zu begegnen, offen mit der stigmatisierenden Erkrankung Demenz umzugehen, seine Gefühle offen zu zeigen, aber auch die eigenen Grenzen zu akzeptieren und Hilfe anzunehmen, falls notwendig.

6.3. Möglichkeiten zur Entlastung des Pflegenden

Entlastende Maßnahmen wie Angehörigengruppen, psychologische Unterstützung einzeln und in Gruppen, Information und Aufbau eines funktionsfähigen Stützsystems können in erheblichem Maße zur Entlastung des Pflegenden beitragen (Brodaty 1998).

6.3.1. Psychologische Hilfen

Eine psychologische Hilfestellung erfolgt durch:

- Verarbeitung von Schuldgefühlen. Gerade als Angehöriger bestehen häufig Probleme Maßnahmen zu ergreifen (z.B. Heimunterbringung), die innerlich abgelehnt werden
- Gedanken- und Erfahrungsaustausch mit anderen Betroffenen. Dies bietet die Möglichkeit die eigenen Gefühle zu artikulieren
- Anleitung zur Stressbewältigung
- Den Pflegenden darin zu bestärken Hilfe anzunehmen
- Das eigene Wohlbefinden wichtig zu nehmen. Nur ein gesunder Pflegender kann auch eine gute Betreuung leisten

6.3.2. Informationen und Aufklärung der Pflegenden

Eine Entlastung können in vielen Fällen Informationen für die Pflegenden bringen, wie:

- Wissen über die Krankheit, die Art der Erkrankung und den Krankheitsverlauf und die mit den einzelnen Stadien assoziierten psychischen und Verhaltensstörungen

- Informationen und Strategien zur Lösung der praktischen Alltagsprobleme wie Waschen und Anziehen des Patienten, die äußeren Lebensbedingungen der Krankheit anpassen, z.B. überschaubare nicht so weitläufige Umgebung durch räumliche Begrenzung, Vereinfachung durch möglichst wenige und gut bekannte oder emotional bedeutsame Gegenstände aus der Lebensgeschichte, das Reizangebot begrenzen, sowohl Über- wie Unterstimulation vermeiden, genügend Information zur Orientierung anbieten und dabei auf sehr gute Lichtverhältnisse Wert legen, eine überschaubare aber wohnliche und gemütliche Umgebung schaffen
- Hinweise darauf welche Maßnahmen zu ergreifen sind um Sicherheit und Wohlergehen des Patienten bestmöglich zu gewährleisten
- Unterweisung in verhaltenstherapeutischen Techniken um auf Verhaltensauffälligkeiten aber auch kognitive Störungen angemessen reagieren zu können
- Informationen über rechtliche und finanzielle Probleme, die mit der Betreuungssituation verbunden sein können. Es ist für den Pflegenden besonders wichtig zu wissen welche Art der Betreuung möglich ist, auf was sich Betreuung bezieht (Sorge für die Gesundheit des Kranken, freiheitsentziehende Maßnahmen, Vermögensvorsorge, Zuführung zu einem ärztlichen Eingriff, Zuführung zur Untersuchung des Gesundheitszustandes)
- Informationen über bestehende Hilfsangebote (z.B. Beratungspflicht des Sozialamts bzw. des Sozialhilfeträgers)

6.3.3. Professionelle Hilfssysteme

- Der Hausarzt
- Sozialpädagogen
- Krankenschwester (ambulant und/oder stationär)
- Tageskliniken
- Beratungsstellen sowie Alzheimer Gesellschaften und Angehörigengruppen

Alle professionellen Hilfsangebote haben das Ziel den Primärpflegenden eine Entlastung zu verschaffen, während der er – frei von Verantwortung und betreuungsbedingten Einschränkungen – Zeit für sich selbst hat.

6.3.4. **Angehörigengruppen**

Angehörigengruppen sind zu einem wichtigen Bestandteil der Demenztherapie geworden und ermöglichen es dem Kranken und seinem Pflegenden angemessener mit den Problemen der Krankheit umzugehen und sich auch auf zukünftige Veränderungen einzustellen. Ziele der Arbeit von Angehörigen-Selbsthilfegruppen für Demenzkranke sind (Stuhlmann 1997):

- Information über Ursachen, Erscheinungsformen, Verlauf und Behandlung der Demenzerkrankung einzuholen

- Vermittlung praxisbezogener Hinweise für den Umgang und die Pflege des Demenzkranken

- Bearbeitung der seelischen Belastungen und psychische Entlastung

- Austausch von Erfahrungen verschiedener Angehöriger, die Demente in unterschiedlichen Schweregraden der Krankheit betreuen

- Erkennen krankheitsbedingter Verhaltensweisen und Aufbau einer positiven Distanz zum Krankheitsgeschehen

Wichtig für Pflegende ist das Wissen über die Krankheit, den Verlauf der Erkrankung, aber auch über die Möglichkeit einer Vererbung. Bereits die ärztliche Diagnose der Demenz als Krankheit ist ein wichtiger Schritt eine positive Distanz zum Geschehen aufzubauen, Probleme in einer distanzierteren Weise zu verstehen und trägt häufig erheblich zur Entlastung von Schuldgefühlen bei.

Auf längere Sicht können die Angehörigen die vielfältigen Belastungen, die sie an den Rand der Dekompensation führen nur bewältigen wenn sie neben der fachlichen Hilfe ihre eigenen Kräfte in ihren Grenzen erkennen, aus der sozialen Isolation heraustreten und es wagen die eigenen Bedürfnisse und Wünsche wahrzunehmen, um sich einen persönlichen Freiraum zu erhalten (Stuhlmann 1997). Im Rahmen einer Angehörigengruppe werden konkrete Anleitungen zum Umgang mit Patienten besprochen. Dies kann Maßnahmen der häuslichen Krankenpflege, Erlangung von finanziellen oder rechtlichen Ansprüchen betreffen oder auch die Reflektion mit den anderen Gruppenteilnehmern zum besseren Verständnis der eigenen Probleme. Der bewusstere Umgang mit den Problemen und dem Erkennen der eigenen Anteile kann zu einer kritischeren und positiveren Bewer-

tung der eigenen Arbeit führen. Wichtig ist auch die Unterstützung, die Empathie und das Verständnis der anderen Teilnehmer, dies kann eine wirksame Entlastung bedeuten.

Tipp für die Praxis
Hinweise für Angehörige im Umgang mit Demenzkranken:

- Abbau von Stressfaktoren für die Pflegenden

- Besondere Beachtung von krankheitsfördernden Verhaltensweisen des Pflegenden gegenüber dem Kranken

- Entlastung des Pflegenden durch psychologische Hilfestellung, Aufklärung, Informationsvermittlung, Ausschöpfung professioneller Hilfssysteme (z.B. Beratungsstellen) und Besuch von Angehörigengruppen

Alzheimer Gesellschaften

7. Alzheimer Gesellschaften

Eine sehr wichtige Rolle zur Information von Angehörigen spielen die inzwischen zahlreich existierenden Alzheimer Gesellschaften. Nahezu in jeder größeren bis mittelgroßen Stadt gibt es eine Alzheimer Gesellschaft. Die Alzheimer Gesellschaften vermitteln Informationen, haben häufig Kontakt zu Angehörigengruppen, zu besonders interessierten Ärzten und Psychologen und zu anderen betreuenden Gesellschaften und Einrichtungen. Eine Liste aller Alzheimer Gesellschaften deutschlandweit kann eingeholt werden bei:

Deutsche Alzheimer Gesellschaft e.V.

Kantstraße 152

10623 Berlin

Tel.: 030/31505733

Fax: 030/31505735

e-mail: deutsche.alzheimer.ges@t-online.de

Internet: http://www.deutsche-alzheimer.de

▶ **Adressen in Deutschland**

- Alzheimer Gesellschaft Dresden e.V.
  Herr Dr. Friedemann Ficker, c/o St. Marien-Krankenhaus, Selliner Str. 29, 01109 Dresden, Tel.: 0351/88 32-231, Fax.: 0351/8832-212

- Alzheimer-Angehörigen-Initiative e.V.
  Frau Rosemarie Drenhaus-Wagner, Brunnenstr. 5, 10119 Berlin, Tel.: 030/44 33 87 41

- Alzheimer Gesellschaft Berlin e.V.
  Frau Christa Matter, Albrecht-Achilles-Str. 65, 10709 Berlin, Tel.: 030/89 09 43 57

- Alzheimer Gesellschaft Brandenburg e. V.
  Frau Angelika Winkler, Stephensonstr. 24-26, 14482 Potsdam, Tel.: 0331/7 40 90 08, Fax: 0331/7 40 90 09

- Alzheimer Gesellschaft Lüneburg e.V.
  Frau Kerstin Löding, Am Wienebüttelerweg 1, 21339 Lüneburg, Tel.: 04131/60 14-50, Fax: 04131-60 14-09

- Alzheimer Gesellschaft Kreis Herzogtum Lauenburg e.V.
  Frau Sibylle Kircher, Schüttberg 12a, 21502 Geesthacht, Tel.: 04152/27 65, Fax: 04152/3492

- Alzheimer Gesellschaft Hamburg e.V.
  Frau Marte Speetzen, Wandsbeker Allee 75, 22041 Hamburg, Tel.: 040/47 25 38, Fax: 040/68 26 80 87

- Alzheimer Gesellschaft Norderstedt-Segeberg e.V.
  Herr Ulrich Mildenberger, c/o Beratungsstelle für ältere Bürger, Ochsenzoller Str. 85, 22851 Norderstedt, Tel.: 040/52 88 38 30, Fax: 040/52 88 38 32

- Alzheimer Gesellschaft Kreis Pinneberg e.V.
  Frau Rita Rohwedder, Dingstätte 28e, 25421 Pinneberg, Tel.: 04101/55 54 64, Fax: 04101/59 97 97

- Alzheimer Gesellschaft Stormarn e.V.
  Herr Kai Vollert, Woldenhorn 3, 22926 Ahrensburg, Tel.: 04102/82 22 22, Fax: 04102/82 22 23

- Alzheimer Gesellschaft Lübeck und Umgebung e.V.
  Frau Beate Schwarz, Engelsgrube 70, 23552 Lübeck, Tel./Fax: 0451/7 07 18 52

- Alzheimer Gesellschaft Ratzeburg im Herzogtum Lauenburg e.V.
  Herr Michael Stark, Schmilauer Straße 108, 23909 Ratzeburg, 04541/13 32 57, Fax: 04541-13 21 95

- Alzheimer Gesellschaft Kiel e.V.
  Herr Heinz Jansen, Starnbergerstr. 67, 24146 Kiel, Tel.: 0431/78 93 67

- Alzheimer Gesellschaft Wilhelmshaven Friesland e.V.
  Frau Rosemarie Groß, c/o Altenwohnanlage Lindenhof, Siedlerweg 10, 26384 Wilhelmshaven, Tel./Fax: 04421/7 04 43

- Alzheimer Gesellschaft Oldenburg-Ammerland e.V.
  Frau Elke Ullrich-Gierveld, Am Röttgen 2, 26644 Westerstede, Tel.: 04488/85 91 85, Fax: 04488/7 11 23

- Alzheimer Gesellschaft Hannover e.V.
  Frau Christel Zerezke, Försterstieg 1 A, 30916 Isernhagen, Tel.: 0511/7 26 15 05

- Alzheimer-Angehörigen-Selbsthilfegruppe e.V.
  Frau Karin Alex, Feldstr. 69, 32120 Hiddenhausen, Tel.: 05221/6 67 79, Fax: 05221/6 75 84

- Alzheimer Gesellschaft Bielefeld e.V.
  Herr Prof. Dr. Clarenbach, c/o Ev. Johanneskrankenhaus Schildescher Str. 99, 33611 Bielefeld, Tel.: 0521/8 43 47

- Alzheimer Gesellschaft Marburg-Biedenkopf e.V.
  Frau Ruth Schlichting, c/o Landratsamt Marburg, Im Lichtenholz 60, 35043 Marburg, Tel.: 06424/40 56 32

- Alzheimer Gesellschaft Mittelhessen e.V.
  Frau Bettina Rath, Geiersberg 15, 35578 Wetzlar, Tel.: 06441/4 21 36, Fax: 06441/4 38 13

- Alzheimer Gesellschaft Dill e.V.
  Frau Ulrike König, Am Obertor 20, 35708 Haiger, Tel.: 02777/66 60, Fax: 02777/69 49

- Alzheimer Gesellschaft Osthessen e.V.
  Herr Dr. W. Behringer, c/o Herz-Jesu-Krankenhaus, Buttlarstr. 74, 36039 Fulda, Tel.: 0661/1 55 01, Fax: 0661/1 55 09

- Alzheimer Gesellschaft Main-Kinzig-Kreis e.V.
  Frau Bärbel Gregor, Gartenstr. 5-7 36381 Schlüchtern, Tel.: 06661/9 70 61-60, Fax: 06661/9 70 61-95

- Alzheimer Gesellschaft Braunschweig e.V.
  Frau Gertrud Terhürne, Triftweg 73, 38118 Braunschweig, Tel.: 0531/2 56 57-40, Fax: 0531/2 56 57-99

- Alzheimer Gesellschaft Sachsen-Anhalt e.V.
  Herr Harald Jaap, Sudenburger Wuhne 4, 39112 Magdeburg, Tel.: 0391/6 09 75-97, Fax: 0391/6 09 75-61

- Alzheimer Gesellschaft Düsseldorf-Mettmann e.V.
  Frau Boot, Bergische-Landstr.2, 40629 Düsseldorf, Tel./Fax: 0211/2 80 17 59 13

- Alzheimer Gesellschaft Kreis Neuss/Nordrhein e.V.
  Herr Pater Maris, Breite Str. 33, 41460 Neuss, Tel.: 02131/222 110

- Alzheimer Gesellschaft Dortmund e.V.
  Frau Heide Römer, Kattenkuhle 49, 44269 Dortmund, Tel.: 0231/7 24 66 11

- Alzheimer Gesellschaft Bochum e.V.
  Frau Christel Schulz, Universitätsstr. 77, 44789 Bochum, Tel.: 0234-33 77 72, Fax: 0234-33 24 43

- Alzheimer Gesellschaft Münster e.V.
  Herr Jörg Springmann, Postfach 4008, 48022 Münster, Tel.: 0251/78 03 97, Fax: 0251/7 64 03-76

- Alzheimer Selbsthilfegruppe Osnabrück e.V.
  Frau Annegret Sievert, Mönterstr. 16, 49084 Osnabrück, Tel.: 0541/7 77 17

- Alzheimer Gesellschaft Köln e.V.
  Frau Susanne Edelmann, Bartholomäus-Schink-Str. 6, 50825 Köln, Tel.: 0221/95 57 02 74

- Alzheimer Gesellschaft Region Trier e.V.
  Frau Johanna Reusche, Im Weerberg 17, 54329 Konz, Tel.: 06501/54 76, Fax: 06501/60 27 43

- Alzheimer Gesellschaft Siegen e.V.
  Frau Liselotte Zabel, Birkenweg 18, 57234 Wilnsdorf, Tel.: 0271/39 05 21, Fax: 0271/39 98 78

- Alzheimer Gesellschaft Westerwald e.V.
  Frau Doris Weide, Heuweg 12, 57610 Altenkirchen, Tel./Fax: 02681/59 45

- Alzheimer Gesellschaft Frankfurt/M. e.V.
  Frau Ruth Müller, Heinrich- Hoffmann-Str. 10, 60528 Frankfurt, Tel.: 069/63 01-71 80, Fax: 069/63 01-51 89

- Alzheimer Gesellschaft Landesverband Hessen e.V.
  Herr Stephan Detig, Goerdeler Str. 5 63071 Offenbach, Tel.: 069/ 87 87 65 06, Fax: 069/80 65 20 79

- Alzheimer Gesellschaft Region Offenbach e.V.
  Herr Stephan Detig, Goerdeler Str. 5, 63071 Offenbach, Tel.: 069/87 87 65 06, Fax: 069/80 65 20 79

- Alzheimer Gesellschaft Wiesbaden e.V.
  Frau Ingrid Kins, Am Alten Weinberg 32, 65207 Wiesbaden, Tel./Fax: 06122/7 60 16

- Alzheimer- und Demenzkranken Gesellschaft Rüsselsheim e.V.
  Frau Ute Weber, Mainstr. 7, 65428 Rüsselsheim

- Demenz-Verein im Landkreis Saarlouis e.V.
  Herr Michael Heck, Kaiser-Wilhelm-Str. 4-6, 66740 Saarlouis, Tel.: 06831/4 44-2 44, Fax: 06831/4 44-1 41

- Alzheimer Gesellschaft Pfalz e.V.
  Frau Gudrun Andres, Mundenheimer Str. 239, 67061 Ludwigshafen am Rhein, Tel.: 0621/56 98 60, Fax: 0621/58 28 32

- Alzheimer Gesellschaft Baden-Württemberg
e.V.
Frau Sylvia Kern, Haußmannstr. 6, 70188
Stuttgart,
Tel.: 0711/2 26 49-20, Fax: 0711/2 26 49-22

- Alzheimer Gesellschaft München e.V.
Frau Inka Rath, Richard-Strauss-Str. 34, 81677
München,
Tel.: 089/47 51 85, Fax: 089-4 70 29 79

- Alzheimer Gesellschaft Landkreis Ebersberg e.
V.
Frau Uta Harant-Dauer, Heinrich-Vogl-Str.
25, 85560 Ebersberg,
Tel.: 08092/2 24 45, Fax: 08092/2 53 53

- Alzheimer Gesellschaft Mittelfranken e. V.
Herr Dr. Elmar Gräßel, Adam-Klein-Str. 6,
90429 Nürnberg,
Tel.: 0911/26 61 26, Fax: 0911/2 87 60 80

- Deutsche Alzheimer Gesellschaft Landesverband Bayern e.V.
Herr Peter Bratenstein, Pillenreutherstr. 41,
90459 Nürnberg,
Tel.: 0911/4 46 67 84, Fax: 0911/43 51 71

- Alzheimer Gesellschaft Oberpfalz e.V.
Frau Dr. Siegrid Woll, Ziegetsdorfer Str. 36,
93051 Regensburg,
Tel./Fax: 0941/9 45 59 37

- Alzheimer Gesellschaft Würzburg Unterfran-
ken e.V.
Herr Dr. Wieland Gsell, c/o Bezirkskranken-
haus Lohr, Am Sonnenberg, 97816 Lohr,
Tel.: 09352/5 03-0, Fax: 09352/5 03-4 69

▶ Adressen in Österreich

- Verein M.A.S. - Morbus Alzheimer Syndrom
Wiesingstr. 4, A-4820 Bad Ischl, Tel.:
043/(0)6132/21410, Fax: 043/(0)61322/21410,
e-mail: vereinmas@point.at, URL:
http://www.mas.or.at

- Österreichische Alzheimer Gesellschaft
Neurologisches Krankenhaus Rosenhügel, Rie-
delgasse 5, A-1130 Wien

- Österreichische Alzheimer-Liga
Psychiatrisches Krankenhaus, Baumgartnerhö-
he 1, A-1140 Wien

▶ Adresse in der Schweiz

- Schweizerische Alzheimervereinigung
Rue des Pêcheurs 8, CH-1400 Yverdon-les-
Bains,
Tel.: 041/24-4262000, Fax: 041/24-4262167,
e-mail: alz@bluewin.ch

Viele Hausärzte können ebenfalls sehr wichtige Anlaufpunkte in der Betreuung von Demenz-kranken und Angehörigen sein, sie verfügen oft über ein sehr ausführliches Material für den Umgang mit Demenzkranken, über rechtliche und finanzielle Probleme, Informationen über Pflegeversicherung usw.. Gleiches gilt in eingeschränkterem Maße für die Krankenkassen.

Literatur

8. Literatur

1. Aisen P.S., G.N. Pasinetti: Glucocortecoids in Alzheimer's disease. The story so far. Drugs and aging 12, 1-6 (1998).

2. Alzheimer, A.: Über einen eigenartigen schweren Krankheitsprozess der Hirnrinde. Neurologisches Centralblatt, 25, 1134 (1906).

3. Alzheimer, A.: Über eine eigenartige Erkrankung der Hirnrinde. Allgemeine Zeitschrift für Psychiatrie, 64, 146-148 (1907).

4. Alzheimer, A.: Über eigenartige Krankheiten des späteren Alters. Zeitschrift für die gesamte Neurologie und Psychiatrie, 4, 356-385 (1911).

5. AMDP: Das AMDP-System. Arbeitsgemeinschaft für Methodik und Dokumentation in der Psychiatrie (AMDP). Manual zur Dokumentation psychiatrischer Befunde. 5. neubearbeitete Auflage. Hogrefe Verlag, Göttingen, Bern, Toronto, Seattle (1995).

6. American Psychiatric Association. Diagnostic and Statistical Manual of Mental Disorders (3. Edition). Washington D.C.: American Psychiatric Association (1980).

7. American Psychiatric Association. Diagnostic and Statistical Manual of Mental Disorders (3. Edition). Revised. Washington D.C.: American Psychiatric Association (1987).

8. American Psychiatric Association: Diagnostic and Statistical Manual of Mental Disorders (4. Edition). Washington D.C.: American Psychiatric Association (1994).

9. Y. Ando, O. Suhr, M. L-Salhy: Oxidative Stress and Amyloidosis. Histology and Histopathology, 13, 845-850 (1998).

10. Arzneimittelkommission der Deutschen Ärzteschaft: Empfehlungen zur Therapie der Demenz. Arzneiverordnung in der Praxis. Sonderheft Therapieempfehlungen 4, 1-12 (1997).

11. Arzneimittelkommission der Deutschen Ärzteschaft (Hrsg.): Arzneiverordnungen, 19. Auflage, Deutscher Ärzteverlag (1999).

12. Baddeley, A.D.: Memory theory and memory therapy. In: Wilson, B.A., N. Moffat (eds.). Clinical management of memory problems. Sec. ed. Chapman and Hall, London, 1-31(1992).

13. Baumel, B., L.S. Eisner, N. Karokin, R. McNamara, H. Raphan: Nimodipine in the treatment of Alzheimer's disease. In: M. Bergener, B. Reisberg (eds.) Diagnoses and treatment of senile dementia. Springer, Berlin, 366-373 (1989).

14. Bayreuther, K., G. Multhaup, R. Prior, C. L. Masters: Neurobiologie der Alzheimer'schen Krankheit. In: Häfner, H., M. Hennerici (Hrsg.). Psychische Krankheiten und Hirnfunktion im Alter. Gustav-Fischer-Verlag, Stuttgart, Jena, New York, 61-78 (1992).

15. Beck, A.T.: Depression Inventory. Philadelphia, PA, Philadelphia Center für Cognitive Therapy (1978).

16. Behringer, K., R. Mallison: Vorzeitige Versagenszustände. Allgemeine Zeitschrift für Psychiatrie, 124, 100-130 (1949).

17. Benton, A.L.: Der Benton-Test, Handbuch; 5. überarbeitete und erweiterte Auflage. Dt. Bearbeitung von: Spreen, O. Huber, Bern, Stuttgart (1981).

18. Bickel, H.: Epidemiologie psychischer Erkrankungen im Alter. In: Förstl, H. (Hrsg.). Lehrbuch der Gerontopsychiatrie. Enke Verlag, Stuttgart, 1-15 (1997).

19. Bickel, H., B. Cooper: Incidence and relative risc of dementia in an urban elderly population: Findings of a prospective fieldstudy. Psychological Medicine, 24, 179-1992 (1994).

20. Blackford, R.C., A. La Rue: Criteria for diagnosing age-associated memory impairment: proposed improvements from the field. Developments of neuropsychology 295-306 (1989).

21. Bleeker, M.L., K. Boella-Wilson, C. Kawas, J. Agnerej: Age-specific norms for the mini-mental state examination. Neurology, 38, 1565-1568 (1988).

22. Blessed, G., B.E. Tomlinson, M. Roth: The association between quantitative measures of dementia and of senile change in the cerebral gray matter of elderly subjects. British Journal of Psychiatry 114, 797-811 (1968).

23. Bleuler, E.: Lehrbuch der Psychiatrie, 8. Auflage umgearbeitet von Manfred Bleuler. Springer Verlag Heidelberg (1949).

24. Bleuler, M.: Psychiatry of cerebral diseases. British Medical Journal, 2, 1233-1238 (1951).

25. Bondareff, W.: Neuropathology of psychotic symptoms in Alzheimer's disease. International Psychogeriatrics, 8 (suppl. 3), 233-237 (1996).

26. Boston, P.F., M.S. Dennis, C. Jagger: Factors associated with vascular dementia in an elderly community population. International Journal of Geriatric Psychiatry, 14 (9), 761-766 (1999).

27. Bowen, J., L. Teri, W. Kukull, W. Mc Cormick, S.M. Mc Curry, E.B. Larson: Progression to dementia in patients with isolated memory loss. Lancet, 349, 763-765 (1997).

28. Brayne, C.: Research and Alzheimer's disease: an epidemiological perspective. Editorial. Psychological Medicine, 23, 287-296 (1993).

29. Breteler, M.M.B., I.J. Claus, C.M. van Duijn, L.J. Launer, A. Hofman: Epidemiology of Alzheimers`s disease. Epidemiological review, 14, 59-82 (1992).

30. Brodaty, H.: Role of Caregivers in Behavioral and Psychological Symptoms of Dementia. Module 4. In: Finkel, S.J., J. Luxenberg, M. Zaudig, H. Brodaty, J. Rabins, B. Lawlor, A. Homma (eds.). IPA Educational Pack. Behavioral and Psychological Symptoms of Dementia (1998).

31. Buchsbaum, M.S., C. Dotman, P. Kesslak, G. Lynch, H. Chin, J. Wu, N. Sicotte, E. Hazlett: Decreased hippocampal metabolic rate in patients with SDAT assessed by positron emission tomography during olfactory memory task. In: Maurer K., P. Riederer, H. Beckmann (eds.). Alzheimer's disease, epidemiology, neuropathology, neurochemistry and clinics. Springer, Wien, 459-472 (1990).

32. Burgio, K.L., L.D. Burgio: Behavior therapies for urinary incontinence in the elderly. Clinics in Geriatric Medicine, 2, 809-827 (1988).

33. Burns, A.: Misidentifications. International Psychogeriatrics, 8 (Suppl. 3), 393-397 (1996).

34. Burns, A., Folstein, S., Brandt, J., Folstein, M.: Clinical assessement of irritability, aggression and apathy in Huntington and Alzeimer`s disease. Journal of Nervous and Mental Diseases, 178, 20-25 (1990).

35. Carantoni, M., G. Zuliani, M.R. Munari, K. D'Elia, E. Palmieri, R. Fellin: Alzheimer Disease and Vascular Dementia: Re-

lationships with Fasting Glucose and Insulin Levels. Dementia and Geriatric Cognitive Disorders, 11 (3), 176-180 (2000).

36. Chui H.C., W. Mack, J.E. Jackson, D. Mungas, B.R. Reed, J. Tinklenberg, F.L. Chang, K. Skinner, C. Tasaki, W.J. Jagust: Clinical criteria for the diagnosis of vascular dementia: a multicenter study of comparability and interrater reliability. Archives of Neurology, 57 (2), 191-196 (2000).

37. Clarfield, A.M.: The reversible dementias: Do they reverse? Annals of Internal Medicine, 109, 476-486 (1988).

38. Cohen-Mansfield, J.: Conzeptualisation of agitation: Results Based On The Cohen-Mansfield-Agitation Inventory And The Agitation Behavior Mapping Instrument. International Psychogeriatrics, 8 (Suppl. 3): 309-315 (1996).

39. Cohen-Mansfield, J., M.S. Marx, A.S. Rosenthal: A discription of agitation in a nursing home. Journal of Gerontology, 44, 77-84 (1989).

40. Cooper, B., H. Bickel, M. Schäufele: Demenzerkrankungen und leichtere kognitive Beeinträchtigungen bei älteren Patienten in der ärztlichen Allgemeinpraxis. Ergebnisse einer Querschnittsuntersuchung. Nervenarzt, 63, 551-560 (1992).

41. Corey-Bloom, J., R. Anand, J. Veach: ENA 713, B352 Study Group: A randomized trial evaluating efficacy and safety of ENA 713 (Rivastigmine Tartrate), a new Acetylcholinesterase-inhibitor, in patients with mild to moderately severe Alzheimer's disease. International Journal of Geriatrics Psychopharmacology, 1, 55-65 (1998).

42. Cramon, von D.Y., G. Kerkhoff, N. Mai, G. von Cramon, U. Schuri, W. Ziegler: Neuropsychologische Rehabilitation. In: Brandt, Th., J. Dichgans, Ch. Diener (Hrsg). Therapie und Verlauf neurologischer Erkrankungen. 2. überarb. und erw. Aufl. Kohlhammer, Stuttgart, 301-343 (1993).

43. Crook, T., R.T. Bartus, S.H. Ferris, E. Whitehouse, G.D. Cohen, S. Gershon: Age-Associated Memory Impairment: Proposed diagnostic criteria and measures of clinical change - report of a National Institute of Mental Health Workgroup. Developments of Neuropsychology, 2 (4), 261-276 (1986).

44. Cummings, J.L., D. F. Benson: Dementia of the Alzheimer Type. An inventory of diagnostic clinical features. Journal of the American Geriatrics Society, 34, 12 - 19 (1986).

45. Cunha, U.G.: An investigation of dementia among elderly outpatients. Acta Psychiatrica Scandinavica, 82 (3), 261-263 (1990).

46. Curb, J. D., B.L. Rodriquez, R.D. Abbott, H. Petrovitch, G.W. Ross, K.H. Masaki, D. Foley, P.L. Blanchette, T. Harris, R. Chen, L.R. White: Longitudinal association of vascular and Alzheimer's dementias, diabetes, and glucose tolerance. Neurology, 52 (5), 971-975 (1999).

47. Cutting, J.: Psychiatrische Aspekte des Morbus Parkinson. In: Kisker, K.P., H. Lauter, J.E. Meyer, C. Müller, E. Stroemgren (Hrsg.). Psychiatrie der Gegenwart, Bd. 6, 3. Auflage, Springer Verlag, Berlin, Heidelberg, New York, London, Paris, Tokio, 364-400 (1988).

48. Davis, L., B. Wolska, C. Hilbich, G. Multhaup, R. Martins, G. Simms, K. Bayreuther, C. L. Masters: A4 Amyloid Protein Deposition and the Diagnosis of Alzheimer's Disease: prevalence in aged brains determined by immunocytochemistry. Compared with conventional neuropathologic techniques. Neurology, 38, 1688-1693 (1988).

49. Deisinger, K., H.J. Markowitsch: Die Wirksamkeit von Gedächtnistrainings in der Behandlung von Gedächtnisstörungen. Psychologische Rundschau, 42, 55-65 (1991).

50. Devanand, D.P., C.D. Brockington, B.J. Moody, R.P. Brown, R. Mayeux: Behavioral Syndromes in Alzheimer's Disease. International Psychogeriatrics, 4 (suppl. 2), 161-184 (1992).

51. Devanand, D.B., M. Folz, M. Gorlyn, J.R. Moeller, Y. Stern: Questionable dementia: Clinical course and predictors of outcome. Journal of the American Geriatrics Society, 45, 321-328 (1997).

52. Devanand, D.P., Jacobs, D.M., Tang, M.X., Del-Castillo-Castaneda, C., Sano, M., Marda, K., Bell, K., Bylsma, F.W., Brandt, J., Albert, M.: The course of pathology in mild to moderate Alzheimer's disease. Archives of General Psychiatry, 54, 257-263 (1997a).

53. Dilling, H., W. Mombour, M.H. Schmidt (Hrsg.): Internationale Klassifikation der Krankheiten in der 10. Revision (ICD-10): Psychische und Verhaltensstörungen (Kap. F). Klinisch-diagnostische Leitlinien. Huber und Hogrefe, Bern, Göttingen (1991).

54. Dilling, H., W. Mombour, M.H. Schmidt, E. Schulte-Markword (Hrsg.): Internationale Klassifikation psychischer Störungen. ICD-10 Kap. V (F). Forschungskriterien. Bern, Göttingen, Toronto, Seattle, Verlag Hans Huber (1994).

55. Draper, B.: Potentially reversible dementia: A review. Australian and New Zealand Journal of Psychiatry, 25, 506-518 (1991).

56. Duara, R., C. Grady, J. Haxby, M. Sundaram, M.R. Cutler, L. Heston, A. Moore, M. Schlageter, S. Larson, S.I. Rapoport: Positron emission tomography in Alzheimer's disease. Neurology, 36, 879-887 (1984).

57. Dykierek, P., H. Maes, D. Riemann, R. Wolf, G. Stadtmüller, D.F. Braus, F. Gattaz, M. Berger: Evaluation zweier Interviews zur syndromalen Diagnostik dementieller Störungen (SIDAM und CAMDEX). In: Stieglitz, R.D., E. Fähndrich, H.-J. Möller (Hrsg.). Syndromale Diagnostik psychischer Störungen. Hogrefe Verlag, Göttingen, Bern, Toronto, Seattle, 49-56 (1998).

58. Dyrks, C., A. Weidemann, G. Multhaup, J.M. Salbaum, H.G. Lemaire, J. Kang, B. Müller-Hill, C.L. Masters, K. Bayreuther: Identification, Transmembrane Orientation and Biogenesis of the Amyloid A4 Precursor of Alzheimer's Disease. ENBO J. 7, 949 - 957 (1988).

59. Ebly, E.M., D.B. Hogan, I.M. Parhad: Cognitive impairment in the nondemented elderly: results from the Canadian study of health and aging. Archives of Neurology, 52, 612-619 (1995).

60. Erhardt, T.H., A. Plattner: Verhaltenstherapie bei Morbus Alzheimer. Hogrefe Verlag Göttingen, Seattle, Toronto (1999).

61. Erkinjuntti, T., R. Sulkava, J. Palo, L. Ketonen: White matter low attenuation on CT in Alzheimer's disease. Archives of Gerontology and Geriatry (1987).

62. Erkinjuntti T., D. Inzitari, L. Pantoni, A. Wallin, P. Scheltens, K. Rockwood, G.C. Roman, H. Chui, D.W. Desmond: Research criteria for subcortical vascular dementia in clinical trials. Journal of Neural Transmission, Suppl., 59, 23-30 (2000).

63. Ermini-Fünfschilling, D., H.B. Stähelin: Praktische Hilfe durch individuelle Beratung und Gedächtnistraining. In: Jovic N., A. Uchtenhagen, (Hrsg.). Psychische Störungen im Alter. Roland Asanger, Heidelberg, 61-72 (1990).

64. Erzigkeit, H.: Manual zum Syndromkurztest. Fless, Vaterstetten, München (1977).

65. Erzigkeit, H.: SKT. Ein Kurztest zur Erfassung von Gedächtnis- und Aufmerksamkeitsstörungen. Belz, Weinheim (1989).

66. Esiri M.M.: Which vascular lesions are or importance in vascular dementia? Annals of the New York Academy of Scienece, 903, 239-243 (2000).

67. Eslinger, P. J., A.R. Damasio: Severe disturbance of higher cognition after bilateral frontal lobe ablation: Patient EVR. Neurology, 35, 1731-1741 (1985).

68. Ferris, S.H., C. Flicker, B. Reisberg, T. Crook: Age-Associated Memory Impairment, Benigne Forgetfulness and Dementia. In: Bergener, M., B. Reisberg (eds.). Diagnosis and treatment of senile dementia. Springer Verlag, Berlin, Heidelberg, New York, 72-82 (1989).

69. Fichter, M.M., I. Meller, H. Schröppel, R. Steinkirchner: Dementia and cognitive impairment in the oldest old in the community. Prevalence and comorbidity. British Journal of Psychiatry, 166, 621-629 (1995).

70. Finkel, S.E., J. Costa e Silva, G. Cohen: Behavioral and psychological signs and symptoms of dementia. A consensus statement on current knowledge and implications for research and treatment. International Psychogeriatrics, 8 (Suppl. 3), 497-500 (1996).

71. Finkel, S.E., J. Luxenberg, M. Zaudig, H. Brodaty, P. Rabins, B. Lawlor, A. Homma: Behavioral and psychological Symptoms of dementia. IPA educational pack. International Psychogeriatric Association. Gardena-Caldwell Communications limited, London (1998).

72. Fischhoff, B.K., D. Wagner, L. Littschauer, E. Ruther, M. Apecechea, R. Hirsemenzel, J. Röhmel, F. Hoffmeister, N. Schmade: Therapeutic results with Nimodipine in primary degenerative dementia and multi-infarct dementia. In: Bergener, M., B. Reisberg (eds.). Diagnoses and treatment of senile dementia. Springer, Berlin, 350-359 (1989).

73. Förstl, H.: Lehrbuch der Gerontopsychiatrie (Hrsg.). Enke Verlag, Stuttgart (1997).

74. Förstl, H., C. Besthorn, H. Sattel: Volumetrische Hirnveränderungen und quantitatives EEG bei normalem Altern und Alzheimer Demenz. Nervenarzt, 67, 53-61 (1996).

75. Förstl, H., A. Burns, R. Levy, N. Cairne: Neuropathological correlates of psychotic phenomena in confirmed Alzheimer's disease. British Journal of Psychiatry, 165, 53-59 (1994).

76. Folsom, J.C., L.R. Taulbee: Reality orientation for geriatric patients. Journal of Hospital Community Psychiatry, 17, 133-135 (1966).

77. Folstein, M.F., S.E. Folstein, P.R. McHugh: Mini-Mental-State: A practical method for grading the cognitive state of patients for the clinician. Journal of Psychiatric Research, 189-198 (1975).

78. Forette, F., Seux, J.A. Staessen, L. Thijs, W.H. Birkenhager, M.R. Babarskiene, S. Babeanu, A. Bossini, B. Gil-Extremera, X. Girerd, T. Laks, E. Lilov, V. Moisseyev, J. Tuomilheto, H. Vanhanen, J. Webster, Y Yodfat, R. Fagard: Prevention of dementia in randomised double-blind placebo-controlled Systolic Hypertension in Europe (Syst-Eur) trial. Lancet, 352 (9137), 1347-1351 (1998).

79. Frölich, L., D. Blum-Degen, H.G. Bernstein, S. Engelsberger, J. Humrich, S. Laufer, D. Muschner, A. Thalheimer, A. Turk, S. Hoyer, R. Zochling, K.W. Boissl, K. Jellinger, P. Riederer: Brain insulin and insulin receptors in aging and sporadic Alzheimer's disease. Journal of Neural Transmission 105 (4-5), 423-438 (1998).

80. Ganguli, M., L.A. Burmeister, E.C. Seaberg, S. Belle, S.T. DeKosky: Association between dementia and elevated TSH: a community-based study. Biological Psychiatry, 40(8), 714-725 (1996).

81. Gauthier, S., N. Bodick, H. Erzigkeit, H. Feldmann, D.S. Geldmacher, J. Huff, R. Mohs, J.M. Olgogozo, S. Rogers: Activities of daily living as an outcome masher in clinical trials of dementia drugs. Position paper from the international working group on harmonization of dementia drug guidelines. Alzheimer Disorders Association 11, Suppl. 3, 6-7 (1997).

82. George, A.E., DeLeon,M.J., Gentes,C.I., Miller,J., London,E., Budzilovich,G.N., Ferris,S., Chase,N: Leukoencephalopathy in normal and pathologic aging: 1. CT of brain lucencies. American Journal of Neuroradiol 7(4), 561-566 (1986).

83. Giacobini, E.: Aging, Alzheimer's disease and Estrogentherapy. Experimental Gerontology, 33, 865-869 (1998).

84. Gilley, D.W., Wilson, R.S., Beckett, L.A., Evans, D.A.: Psychotic symptoms and physically aggressive behavior in Alzheimer's disease. Journal of the American Geriatric Society, 45, 1074-1079 (1997).

85. Guo, Z., L. Fratiglioni, L. Zhu, J. Fastbom, B. Winblad, M. Viitanen: Occurrence and progression of dementia in a community population aged 75 years and older: relationship of antihypertensive medication use. Archives of Neurology, 56 (9), 991-996 (1999).

86. Gurland, B.J., L. Dean, J. Copeland, B. Gurland, R. Golden: Criteria for diagnosis of dementia in the community elderly. Gerontology, 22, 180 – 186 (1982).

87. Gurland, B.J., J. Kuriansky, L. Sharpe, R. Simon, P. Stiller, P. Birkett: The Comprehensive Assessment and Referral Evaluation - CARE - rationale, development and reliability. International Journal of Aging in Human Development 8, 9-42 (1977).

88. Gutzmann, H., S. Kanowski, A. Krüger, R. Urban, L. Ciompi: Das AGP-System: Manual zur Dokumentation gerontopsychiatrischer Befunde. Springer, Berlin, Heidelberg, New York (1989).

89. Guy, W., T.A. Ban: The AGP system. Translation of: Ciompi, L., Kanowski, S., Krüger, H., Urban, H., Gutzmann, H. (Hrsg.): Das AGP-System: Manual zur Dokumentation psychiatrischer Befunde bei Alterskranken, 2. Fassung. Springer, Berlin, Heidelberg, New York, Tokio (1985).

90. Haag, G., P. Noll: Das Realitätsorientierungstraining - Eine spezifische Intervention bei Verwirrtheit. In: Haag, G., J.C. Brengelmann (Hrsg.). Alte Menschen - Ansätze psychosozialer Hilfen. Röttger-Verlag München, 127-164 (1991).

91. Hachinski, V.C., L.D. Iliff, E. Zilkha, G.A. du Boulay, V.L. McAllister, J. Marshall, M. Roth, R.D. Russell, L. Symon, L.: Cerebral blood flow in dementia. Archives of Neurology, 32, 632-637 (1975).

92. Hachinski, V.C., P. Potter, H. Merskey: Leuko-Araiosis. Archives of Neurology, 44, 21 - 23 (1987).

93. Häfner, H.: Seelische Erkrankungen des höheren Lebensalters: Häufigkeit, Ursachen, Vorbeugung und Behandlung. In: Häfner, H. (Hrsg.). Psychiatrie: Ein Lesebuch für Fortgeschrittene. Gustav-Fischer-Verlag, Stuttgart, Jena, 63-96 (1991).

94. Hamilton, M.: Rating Depressive Patients. Journal of Clinical Psychiatry, 41, 21-24 (1960).

95. Hansen, L., D. Seimon, D. Gallasko, E. Masliah, R. Katzman, R. DeTeresa, L. Thal, M.N. Tay, R. Hofstätter, M. Klauber, V. Rice, N. Butters, M. Alford: The Lewy-body variant of Alzheimer's disease: A clinical and pathologic entity. Neurology, 40, 1-8 (1990).

96. Hassler, R.: Zur Pathologie der Paralysis agitans und des postencephalitischen Parkinsonismus. Journal of Psychology and Neurology, Leipzig, 48, 387-476 (1938).

97. Haupt, M., A. Kurz: Die Behebbarkeit der Demenz bei Schilddrüsenunterfunktion. Zeitschrift für die Gesamte Innere Medizin, 48 (12), 609-613 (1993).

98. Haupt, M., U. Siebel, B. Palm, J.H. Kretschmar, M. Jänner.: Behandlungseffekte einer paartherapeutischen psychoedukativen Gruppenarbeit mit Demenzkranken und ihren pflegenden Angehörigen. Fortschritte der Neurologie und Psychiatrie, 68, 503-515 (2000).

99. Hauser, P.M.: Aging and increasing longvity of world population. In: Häfner H., Moschell D., Sartorius M. (eds.). Mental health in the elderly. Springer Verlag, Berlin, Heidelberg, New York, Tokio, 9-14 (1986).

100. Heeren, T.J., A.M. Lagaay, W. Hijmans, H.G.M. Rooymans: Prevalence of dementia in the "oldest old" of Dutch community. Journal of the American Geriatrics Society, 39, 755-759 (1991).

101. Hegerl, U.: Antidepressiva. In: Hegerl, U. M. Zaudig, H.J. Möller (Hrsg.). Depression und Demenz im Alter. Springer Wien, New York, 79-100 (2001)

102. Helgenberger, F.: Psychologische Ansätze in der Behandlung kognitiver Störungen. In: Zaudig, M. (Hrsg). Demenz und leichte kognitive Beeinträchtigung im Alter. Diagnostik, Früherkennung und Therapie. Verlag Hans Huber, Bern, Göttingen, Toronto, Seattle, 183-198 (1995).

103. Helmchen, H., N.M. Baltes, B. Geiselmann: Psychische Erkrankungen im Alter. In: Mayer KU, Baltes PB (Hrsg.). Die Berliner Altersstudie. Akademieverlag Berlin, 185-191 (1996).

104. Helmchen, H., F.M. Reischies: Normales und pathologisches kognitives Altern. Nervenarzt, 69, 369-378 (1998).

105. Henderson, A.S., F. A. Huppert: The problem of mild dementia. Psychological Medicine, 14, 5 – 11 (1984).

106. Heun, R., A. Papassotiropoulos, F. Jennsen: The validity of psychometric instruments for detection of dementia in the elderly general population. International Journal of Geriatric Psychiatry, 13, 368-380 (1998).

107. Hiller, W., M. Zaudig, W. Mombour, T. Bronisch: Routine Psychiatric Examinations by ICD-10 Diagnostic Checklists (International Diagnostic Checklists). European Archives of Psychiatry and Clinical Neuroscience, 242, 218-223 (1993).

108. Hindmarch, I., H. Lehfeld, P. deJongh, H. Erzigkeit: The BAYER activities of daily living scale - B-ADL. Dementia and Geriatric Cognitive Disorders, 9 (suppl. 2), 20-26 (1998).

109. Hirsch, R.D.: Lernen ist immer möglich. Verhaltenstherapie mit Älteren. Reinhardt Verlag, München, 2. aktualisierte Auflage (1999).

110. Hirsch, R.D.: Psychotherapie. In: Förstl, H. (Hrsg.): Demenzen in Theorie und Praxis. Springer Verlag, Berlin, Heidelberg, New York, 337-352 (2001).

111. Hoyer, S.: Is sporadic Alzheimer disease the brain typ of non-insulin dependent diabetes mellitus? A challenging hypothesis. Journal of Neural Transmission 105 (4-5), 415-422 (1998).

112. Hughes, C.P., L. Berg, W.L. Danziger, L.A. Coben, R.L. Martin: A new clinical scale for the staging of dementia. British Journal of Psychiatry, 140, 566 - 572 (1982).

113. Hughes, T.A., H.F. Ross, S. Musa, S. Bhattacherjee, R.N. Nathan, R.H. Mindham, E.G. Spokes: A 10-year study of the incidence of and factors predicting dementia in Parkinsons`s disease. Neurology, 54 (8), 1596-1603 (2000).

114. Ihl, R., C. Besthorn, H. Förstl: Elektroenzapholographie. In: Förstl, H. (Hrsg.). Lehrbuch der Gerontopsychiatrie. Enke Verlag, Stuttgart, 117-122 (1997).

115. Jellinger, K.: Pathology of Parkinson's syndrome. In: Cain, D.P. (ed.). Handbook of experimental pharmacology, Vol. 88. Springer, Berlin, 97-112 (1989).

116. Jellinger, K.A.: Structural basis of dementia in neurodegenerative disorders. Journal of Neural Transmission Suppl 47, 1-29 (1996).

117. Jellinger, K.: Morphological substrates of dementia in parkinsonism. A critical update. Journal of Neural Transmission Suppl 51, 57-82 (1997).

118. Jellinger, K.A.: The frequency of Lewy-bodies in a consecutive autopsy series. Clinical Neuropathology, 18, 214-215 (1999).

119. Jorm, A.F., A.E. Korten, A.S. Henderson: The prevalence of dementia: A quantitative integration of the literature. Acta Psychiatrica Scandinavica, 76, 465-479 (1987).

120. Kahn, R.L., A. Goldfarb, M. Pollack, A. Peck: Objective measures for the determination of mental status in the aged. Americal Journal of Psychiatry, 117, 526-528 (1960).

121. Kalaria, R.N., C. Ballard: Overlap between pathology of Alzheimer disease und vascular dementia. Alzheimer Disease and Associated Disorders, 13, Suppl 3, 115-123 (1999).

122. Kanowski, S., B. Fischhoff, R. Hirsemenzel, J. Röhmel, J., U. Tern: Therapeutic efficacy of Nootropic drugs - a discussion of clinical phase III studies with Nimodipine as a modell. In: Bergener, M., B. Reisberg (eds.). Diagnoses and treatment of senile dementia. Springer, Berlin, 339-349 (1989).

123. Kanowski, S., W.M. Herrmann, K. Stephan, W. Wierich, R. Hörr: Proof of efficacy of the Ginkgo biloba special extract, EGb 761 in outpatients suffering from mild to moderate primary degenerative dementia of the Alzheimer Typ or multi-infarct dementia. Pharmacopsychiatry, 29, 47-56 (1996).

124. Kaschel, R.: Neuropsychologische Testdiagnostik bei Demenz, leichter kognitiver Beeinträchtigung und gesunden Älteren. In: Zaudig, M. (Hrsg.). Demenz und leichte kognitive Beeinträchtigung im Alter. Diagnostik, Früherkennung und Therapie. Verlag Hans Huber, Bern, Göttingen, Toronto, Seattle, 83-107 (1995).

125. Kaschel, R.: Neuropsychologische Diagnostik bei Depression und Demenz. In: Hegerl, U. M. Zaudig, H.J. Möller (Hrsg.). Depression und Demenz im Alter. Springer Wien, New York, 19-38 (2001)

126. Kaschel, R., H. Zaiser-Kaschel, C. Hausch, C., K. Mayer: Rehabilitation of memory: The 'European Multi-Center Trial', Controlled single-case studies and everyday memory tests. In: Stachowiak, F., R. De Bleser, G. Deloche, R. Kaschel, H. Kremin,

P. North, G. Pizzamiglio, I. Robertson, B. A. Wilson (eds.). Developments in the assessment and rehabilitation of brain damaged patients: perspectives from a European Concerted Action. Gunter Narr Verlag, Tübingen, 145-158 (1993).

127. Katz, I.R., D.V. Jeste, J.E. Mintzer, C. Clyde, J. Napolitano, M. Brecher (1999). Comparison of Risperidone and Placebo for psychosis und behavioral disturbances associated with dementia: A randomized, double-blind trial. Journal of Clinical Psychiatry, 60, 107-115 (1999).

128. Katz, S., A.B. Ford, R.W. Moskowitz, D.A. Jackson, M.W. Jeffee: Studies of illness in the aged. The Index of ADL: A standardized measure of biological and psychosocial function. Journal of the American Medical Association, 185 (2), 94 ff (1963).

129. Kilander, L., H. Nyman, M. Boberg, H. Lithell: Cognitive function, vascular risk factors and education. A cross-sectional study based on a cohort of 70-year-old men. Journal of Internal Medicine, 242 (4), 313-321 (1997).

130. Kilander, L., B. Andren, H. Nyman, L. Lind, M. Boberg, H. Lithell: Atrial fibrillation is an independent determinant of low cognitive function: a cross-sectional study in elderly men. Stroke, 29 (9), 1816-1820 (1998).

131. Kilander, L., H. Nyman, M. Boberg, L. Hansson, H. Lithell: Hyptertension is related to cognitive impairment: a 20-year follow-up of 999 men. Hypertension, 31 (3), 780-786 (1998a).

132. Kloß, T.M., R. Maleßa, C. Weiller, H.Ch. Diener: Vaskuläre Demenz im Wandel - eine Übersicht zur vaskulären Demenz von zurückliegenden zu neuen Konzepten. Fortschritte der Neurologie und Psychiatrie, 62, 197-219 (1994).

133. Kosaka K., M. Yoshimura, K. Ikeda, H. Budka: Diffuse typ of Lewy-Body-Disease: Progressive dementia with abundant cortical Lewy-Bodies and senile changes of varying degree – a new disease? Clinical Neuropathology, 3, 185-192 (1984).

134. Kraepelin, E.: Psychiatrie. Ein Lehrbuch für Studierende und Ärzte. Band 4, 8. vollständig umgearbeitete Auflage. Barth Verlag Leipzig (1913).

135. Kral, V.A.: Senescent forgetfulness: Benign and malignant. Canadian Medicine Association, 86, 257-26 (1962).

136. Kral, V.A.: Benign senescent forgetfulness. In: R. Katzman, B.D. Terry, K.L. Bick (eds.). Alzheimer's disease: Senile dementia and related disorders. Aging, Vol. 7. Raven Press, New York (1978).

137. Kratz, B., J. Schröder, J. Pantel, D. Weimer, E. Minnemann, O. Lehr, H. Sauer: Leichte kognitive Beeinträchtigung im Alter. Ergebnisse einer gerontologischen Untersuchung. Nervenarzt, 69, 975-982 (1998).

138. Kurz, A.: Allgemeine Behandlungsprinzipien der Demenz. In: H.J. Möller (Hrsg.): Therapie psychiatrischer Erkrankungen. Georg Thieme-Verlag, Stuttgart, New York, 513-517 (2000).

139. Landgraf, R.: Kritische Wertung oraler Antidiabetika. MMW-Fortschritte der Medizin, 142, 449-453 (2000).

140. LaRue, A.: Aging and neuropsychological assessment. Plenum Press, New York, London (1992).

141. Lauter, H.: Die Organischen Psychosyndrome. In: Kisker, K.P., H. Lauter, J.E. Meyer, C. Müller, E. Strömgren (Hrsg.). Psychiatrie der Gegenwart, Bd. 6, Organische Psychosen. Springer, Berlin, Heidelberg, New York, 3-56 (1988).

142. Lauter, H.: Präsenile und senile Demenzen. In: Hopf, H., K. Poeck, H. Schliack, H. (Hrsg.). Neurologie in Praxis und Klinik, Bd. II., 4.73-4.105 (1992).

143. Lauter, H., A. Kurz: Demenzerkrankungen im mittleren und höheren Lebensalter. In: Kisker, K.P., H. Lauter, J.E. Meyer, C. Müller, E. Strömgren (eds.). Psychiatrie der Gegenwart, Bd. 8. Alterspsychiatrie. Springer Verlag, Berlin, 135-200 (1989).

144. Lawton, M.P., E.N. Brody: Assessment of older people: self-maintaining and Instrumental Activities of Daily Living. Gerontologist. 9, 179-186 (1969).

145. Le Bars, P.L., M.M. Katz, N. Bennan, T.M. Itil, A.M. Freedman, A.F. Schatzberg.: A placebo-controlled, double-blind, randomized trial of an extract of Ginkgo biloba for dementia. Journal of the American Medical Association, 278, 1327-1332 (1997).

146. Lehrl, S.: Manual zum MWT-B. Perimed, Erlangen 1977.

147. Lennox, G., J. Lowe, M. Landon, E.J. Byrne, R.I. Mayer, R.B. Godwin-Austen: Diffuse Lewy-body disease: Correlative neuropathology using antiubiquitin immunocytochemistry. Journal of Neurology, Neurosurgery and Psychiatry, 52, 1236-1247 (1989).

148. Levy, R: Aging-associated cognitive decline. International Psychogeriatrics, 6, 63-68 (1994).

149. Lewy F.H.: Paralysis agitans: Pathologische Anatomie in: Lewandowsky M. (ed). Handbuch der Neurologie, Vol. III. Springer Berlin, 920-933 (1912).

150. Luxenberg, J.: Module 2. Clinical issues of BPSD. In: Finkel, S., J. Luxenberg, M. Zaudig, H. Brodaty, J. Rabins, B. Lawlor, A. Homma (eds.). IPA Educational Pack. Behavioral and Psychological Symptoms of Dementia (1998).

151. Maier, W., R. Heun: Genetik gerontopsychiatrischer Erkrankungen am Beispiel der Alzheimer Demenz. In: Förstl, H. (Hrsg.). Lehrbuch der Gerontopsychiatrie. Enke Verlag, Stuttgart, 16-31 (1997).

152. Marder, S.R.: Psychiatric Rating Scales. In: Kaplan, H.J., B. Sadock (eds.): Comprehensive Textbook of Psychiatry, VI. Edition. Williams & Wilkins, Baltimore, 610-635 (1995).

153. Masters, C.L., G. Simms, N.A. Weinman, D. Multhaup, B.L. Mc Donald, K. Bayreuther: Amyloid Plaques Core Protein in Alzheimer's Disease and Down Syndrome. Proceeding of the National Academy Science USA, 82, 4245-4249 (1985).

154. Mattson, M.P., W.A. Pedersen, W. Duan, C. Culmsee, S. Camandola: Cellular and molecular mechanisms underlying perturbed energy metabolism and neuronal degeneration in Alzheimer's and Parkinson`s diseases. Annals of the New York Academy of Sciences, 893, 154-175 (1999).

155. Maxwell, C.J., D.B. Hogan, E.M. Ebly: Calcium-channel blockers and cognitive function in elderly people: results from the Canadian Study of Health and Aging. Journal of the Canadian Medical Association, 161 (5), 501-506 (1999).

156. McKeith, I.G., Byrne, J.: Lewy-Körperchen-Demenz. In: Förstl H (Hrsg.) Lehrbuch der Gerontopsychiatrie. Enke, Stuttgart, 303-308 (1997).

157. McKeith, I.G., J.T. O'Brien, C.Ballard: Diagnosing dementia with Lewy bodies. Lancet 354, 1227-1229 (1999a).

158. McKeith, I.G., R.H. Perry, A.F. Fairbairn, S. Jabeen, E.K. Perry: Operational criteria for senile dementia of Lewy body type (SDLT). Psychological Medicine, 22, 911 - 922 (1992).

159. Meller, I., M. Fichter: Psychiatrische Epidemiologie. In: Möller, H.-J., G. Laux, H.-P. Kapfhammer (Hrsg.). Psychiatrie und Psychotherapie, Springer Verlag, Berlin, Heidelberg, New York, 49-68 (2000).

160. Miller, E.: Psychological approaches to the management of memory impairments. British Journal of Psychiatry, 160, 1-6 (1992).

161. Miller, E., R. Morris: The Psychology of Dementia. Wiley Series in Clinical Psychology. John Wiley & Sons, New York (1993).

162. Mintzer, M.J.: Hypothyroidism and hyperthyroidism in the elderly: J Fla Med Assoc, 79 (4), 231-235 (1992).

163. Möller, H.J.: Tacrin. Möglichkeiten und Grenzen bei der Behandlung der Demenz vom Alzheimer-Typ. Psychopharmakotherapie 3, 103-108 (1996).

164. Möller, H.J.: Neue bzw. atypische Neuroleptika bei schizophrener Negativsymptomatik. Ergebnisse und methodische Probleme der Evaluation. Nervenarzt, 71, 345-353 (2000).

165. Möller, H.J, D. von Zerssen: Psychopathometrische Verfahren: I - Allgemeiner Teil. Nervenarzt, 53, 493-503 (1982).

166. Möller, H.J., G. Laux, A. Deister: Psychiatrie. Hippokrates Verlag, Stuttgart (1995).

167. Möller, H.J., H. Hampel, F. Padberg: Nootropika / Antidementiva. In: Hegerl, U. M. Zaudig, H.J. Möller (Hrsg.). Depression und Demenz im Alter. Springer Wien, New York, 101-124 (2001)

168. Mohs, R., R. Doudy, J. Morris, J.R. Jeni, S.L. Rogers, C.A. Perdomo, R.D. Pratt: Donepezil preserves functional status in Alzheimer`s disease patients: Results from a 1-year prospective placebo-controlled-study. European Neuropsychopharmacology 9, (Suppl. 5), 328 (1999).

169. Mombour, W., M. Zaudig, A. Hillig: Standardisierte Erhebungsinstrumente in der psychiatrischen Diagnostik. TW Neurologie, Psychiatrie, 4, 627-639 (1990).

170. MRC Working Party: Medical Research Council trial of treatment of hypertension in older adults: principal results. British Medical Journal, 304 (6824), 405-412 (1992).

171. O'Connor, D.W., P.A. Pollitt, J.B. Hyde, J.L. Fellowes, M.D. Miller, M.A. Roth: A follow-up-study of dementia diagnosted in the community using the Cambridge Mental Disorders of the Elderly Examination. Acta Psychiatrica Scandinavica, 81, 78-82 (1990).

172. O'Connor, D.W., P.A. Pollitt, B.J. Jones, J.B. Hyde, J.L. Fellowes, N.D. Miller: Continued clinical validation of dementia diagnosed in the community using the Cambridge Mental Disorders of the Elderly Examination. Acta Psychiatrica Scandinavica, 83, 41-45 (1991).

173. Oken, B.S., D.M. Storzbach, J.A. Kaye: The efficacy of Ginkgo biloba on cognitive function in Alzheimer disease. Archives of neurology, 55, 1409-14515 (1998).

174. Orgogozo, J.M., F. Forette: Efficacy of memantine in mild to moderate vascular dementia, 6th International Stockholm/Springfield Symposium on Advances in Alzheimer Disease, 4. – 7.4.2000.

175. Oswald, W.D., U. Fleischmann: Das Nürnberger Altersinventar (NAI). Kurzbeschreibung, Testanweisung, Normwerte, Testmaterial. Universität Erlangen-Nürnberg, Nürnberg (1980).

176. Oswald, W.D., U. Fleischmann: Das Nürnberger Altersinventar (NAI). Universität Erlangen-Nürnberg, Erlangen-Nürnberg (1990).

177. Oswald, W. D., E. Roth: Der Zahlen-Verbindungs-Test (ZVT). Ein sprachfreier Intelligenz-Schnell-Test. Handanweisung. Hogrefe, Göttingen (1978).

178. Ott, A., M.M. Breteler, F. van Harskamp, I.J. Claus, T.J.M. van der Cammen, D.E. Grobbee, A. Hofman: Prevalence of Alzheimer´s disease and vascular dementia: Assoziation with education. The Rotterdam-Study. British Medical Journal, 310, 970-973 (1995).

179. Ott, A., R.P. Stolk, F. van Harskamp, H.A. Pols, A. Hofman, M.M. Breteler: Diabetes mellitus and the risk of dementia: The Rotterdam Study. Neurology, 53 (9), 1937-1942 (1999).

180. Ott, A., R.P. Stolk, A. Hofman, F. van Harskamp, D.E. Grobbee, M.M. Breteler: Association of diabetes mellitus and dementia: the Rotterdam Study. Diabetologia, 39 (11), 1392-1397 (1996).

181. Padberg, F., H.J. Möller, H. Hampel: Pharmakotherapie dementieller Erkrankungen. In: H.J. Möller (Hrsg.): Therapie psychiatrischer Erkrankungen. 2. völlig überarbeitete Auflage, Thieme-Verlag, Stuttgart, New York, 517-541 (2000).

182. Parsons. C.G., W. Danysz, G. Quack: Memantine is a clinicaly well tolerated N-methyl-D-aspartate (NMDA)-Rezeptor-Antagonist – a review of preclinical data. Neuropharmacology, 38, 735-767 (1999).

183. Perry, R.H., D. Irving, G. Blessed, A.F. Fairbairn, E.K. Perry: A clinically and neuropathologically distinct form of Lewy-body dementia in the elderly. Journal of Neurological Sciences, 95, 119-139 (1990a).

184. Perry, R.H., D. Irving, B.E. Tomlinson: Lewy-body prevalence in the aging brain: Relationship to neuropsychiatric disorders, Alzheimer type pathology and catecholaminergic nuclei. Journal of Neurological Sciences, 100, 223-233 (1990b).

185. Perry, E.K., J. Kerwin, R.H. Perry, D. Irving, G. Blessed, A.F. Fairbairn: Cerebral cholinergic activity is related to the incidence of visual hallucinations in senile dementia of Lewy-body type. Dementia 1, 2-4 (1990).

186. Petersen, R.C., G.E. Smith, S.C. Waring, R.J. Ivnik, E.G. Tangalos, E. Kokmen: Mild cognitive impairment. Clinical characterization and outcome. Archives of Neurology, 56, 303-308 (1999).

187. Petrovitch, H., L.R. White, G. Izmirilian, G.W. Ross, R.J. Havlik, W. Markesbery, J. Nelson, D.G. Dais, J. Hardman, D.J. Foley, L.J. Launer: Midlife blood pressure and neuritic plaques, neurofibrillary tangles, and brain weight at death: the HAAS. Neurobiology of Aging 21(1): 57-62 (2000).

188. Pfeiffer, E.: A short portable mental status questionnaire for the assessment of organic brain deficite in elderly patients. Journal of the American Geriatrics Society, 23, 433-441 (1975).

189. Pohjasvaara T., R. Mantyla, R. Ylikoski, M. Kaste, T. Erkinjuntti: Comparison of different clinical criteria (DSM-III, ADDTC, ICD-10, NINDS-AIREN, DSM-IV) for the diagnosis of vascular dementia. Stroke, 31 (12), 2952-2957 (2000).

190. Portnoi, V.A.: Thyreotoxicosis as a mimic of dementia and/or stroke-like syndrome. Postgraduate Medicine Journal, 66 (4), 219-221 (1979).

191. Prinz, P.N., J. M. Scanlan, P.P. Vitaliano, K.E. Moe, S. Borson, B. Toivola, G.R. Merriam, L.H. Larsen, H.L. Reed: Thyroid

hormones: positive relationships with cognition in healthy, euthyroid older men. Journal of Gerontology And Biological Sciences And Medical Sciences, 54 (3), M111-116 (1999).

192. Przuntek, H.: Parkinson-Sydrom, Diagnose, Pathogenese und Therapie. VHC, Weinheim (1992).

193. Ransmayer G., G.K. Wenning, K. Seppi, K. Jellinger, W. Poewe: Demenz mit Lewy-Körperchen. Nervenarzt, 71, 929-935 (2000).

194. Raskind, M.A., E.R. Peskind, T. Wessel, W. Yuan and the Galantamine-USA-10-Study-Group: Galantamine in Alzheimer`s disease: A 6-month randomized, placebo-controlled trial with a 6-month extension. Neurology, 54, 2261-2268 (2000).

195. Ratcliff, T.J., G.K. Wilcock: Cerebro-vascular disease in dementia: The importance of atrial fibrillation. Postgraduate Medicine Journal, 61, 201-204 (1985).

196. Reisberg, B., J. Borenstein, S.P. Salob, S.H. Ferris, E. Franssen: Behavioral Symptoms in Alzheimer's Disease: Phenomenology and Treatment. Journal of Clinical Psychiatry, 48 (suppl.), 9-15 (1987).

197. Reisberg, B., S.H. Ferris, M.J. de Leon, T. Crook: The Global Deterioration Scale (GDS): an instrument for the assessment of Primary Degenerative Dementia (PDD). American Journal of Psychiatry, 139, 1135-1139 (1982).

198. Reisberg, B., S.H. Ferris, A. Kluger, E. Franssen, M.J. de Leon, M. Mittelman, J. Ohrenstein, K. Rameshwar, R. Alba: Symptomatic changes in CNS aging and dementia of the Alzheimer type: Cross-sectional, temporal and remediable concomitants. In: Bergener, M., B. Reisberg, (eds.). Diagnosis and treatment of senile dementia. Springer Verlag, 193-223 (1989).

199. Reisberg, B., E. London, S.H. Ferris, J. Borenstein, L. Scheier, M.J. de Leon: The Brief Cognitive Rating Scale: language, motoric and mood, commitance in Primary Degenerative Dementia (PDD). Psychopharmacological Bulletin. 19, 70 - 708 (1983).

200. Reischies, F.M.: Normales Altern und leichte Demenz. Auswirkungen normalen Alterns auf kognitive Leistungen und die Differenzierung von der leichten Demenz. In: Förstl H (Hrsg.). Lehrbuch der Gerontopsychiatrie. Enke Verlag, Stuttgart 366-377 (1997).

201. Ritchie, K., D. Leibuvici, P. Ledéssert, J. Touchon: A typology of sub-clinical senescent cognitive disorder. British Journal of Psychiatry,168, 470-476 (1996).

202. Robins, L.E., J.K. Wing, H.U. Wittchen, J.E. Helzer, T.F. Babor, J. Burke, A. Farmer, A. Jablenski, R. Pickens, D.A. Regier, N. Sartorius, L.H. Towle: The Composite International Diagnostic Interview. Archives of General Psychiatry, 45, 1069-1077 (1988).

203. Rogers, S.L., M.R. Farlow, R.S. Doody, R.C. Mohs, L.T. Friedhoff: Donepezil Study Group. A 24-Week, Double-Blind-Placebo-Controlled trial of Donepezil in patients with Alzheimer's disease. Neurology, 50, 136-145 (1998).

204. Rojas-Fernandez C.H., Mc Knight: Dementia with Lewy-Bodies: Review and pharmacotherapeutic implications. Pharmacotherapy, 19, 7

205. Roman, G.C., T.K. Tatemichi, T. Erkinjuntti, J.L. Cummings, J.C. Masdeu, J.H. Garcia, L. Amadocci, J.M. Orgogozo, A. Brun, A. Hofman et al.: Vascular dementia: diagnostic criteria for research studies. Report of the NINDS-AIREN International Workshop. Neurology 43 (2), 250-260 (1993).

206. Rosen, P.D., R.C. Mohs, K.L. Davis: A New Rating Scale for Alzheimer's Disease. American Journal of Psychiatry, 141, 1356 - 1360 (1984).

207. Rösler, M.: Aktueller Stand der Syndromdiagnostik bei Demenz. In: Stieglitz, R.D., E. Fähndrich, H.-J. Möller (Hrsg.). Syndromale Diagnostik psychischer Störungen. Hogrefe Verlag, Göttingen, Bern, Toronto, Seattle, 15-34 (1998)

208. Rösler, M., R. Anand, A. Cicin-Sain, S. Gauthier, Y. Agid, P. Dahl-Bianco, H.B. Stähelin, R. Hartmann, M. Gharabawi: B 303 Exelon-Study-Group, efficacy and safety of Rivastigmine in patients with Alzheimer's disease: International randomized controlled trial. British Medical Journal, 318, 633-640 (1999).

209. Roth, M., E. Thym, C.Q. Mountjoy, F.A. Huppert, H. Hendrie, S. Verma, R. Goddard: CAMDEX. A standardized instrument for the diagnosis of mental disorders in the elderly with special reference to the early detection of dementia. British Journal of Psychiatry, 149, 698-709 (1986).

210. Rubin, E.H., J.C. Morris, E.A. Grant, T. Vendeyna: Very mild senile dementia of the Alzheimer type. 1. Clinical assessment. Archieves of Neurology, 46, 379-382 (1989).

211. Rumble, B., R. Retallak, C. Hilbich, G. Simms, G. Multhaup, R. Martins, A. Hockey, P. Montgomery, K. Bayreuther, C.L. Masters: Amyloid A4 Protein and it's precursor in Down's Syndrome and Alzheimer's Disease. New England Journal of Medicine, 320, 1446 - 1452 (1989).

212. Sasaki, N., R. Fukatsu, K. Tsuzuki, Y. Hayashi, T. Yoshida, N. Fujii, T. Koike, I. Wakayma, R. Yanagihara, R. Garruto, N. Amano, Z. Makita: Advanced glycation end products in Alzheimer's disease and other neurodegenerative diseases. American Journal of Pathology, 153 (4), 1149-1155 (1998).

213. Saß, H., H. U. Wittchen, M. Zaudig: Diagnostisches und Statistisches Manual psychischer Störungen, DSM-IV. Deutsche Bearbeitung und Einführung. Hogrefe Verlag für Psychologie, Göttingen, Bern, Toronto, Seattle (1996a).

214. Saß, H., M. Zaudig, I. Houben, H.-U. Wittchen: Einführung zur Deutschen Ausgabe der DSM-IV: Zur Situation der operationalisierten Diagnostik in der deutschprachigen Psychiatrie. In: Saß, H., H.-U. Wittchen, M. Zaudig (Hrsg.). Diagnostisches und Statistisches Manual psychischer Störungen. DSM-IV. Hogrefe Verlag, Göttingen, Bern, Toronto, Seattle, IX-XXIV (1996b).

215. Schaffer, G., L.W. Poon: Individual variability in memory training with the elderly. Educational Gerontology, 8, 217-229 (1982).

216. Schaub, A. Plattner, A. Ehrhardt, T. Kaschel, R.: Kognitiv-verhaltenstherapeutische Interventionen bei kognitiven Defiziten und Depressionen im höheren Alter. In: Hegerl, U. M. Zaudig, H.J. Möller (Hrsg.). Depression und Demenz im Alter. Springer Wien, New York, 101-124 (2001)

217. Schaie, K.W., G. Labouvie-Vief: Generational versus ontogenetic components of change in adult cognitive behavior: A fourteen-year cross-generational sequential study. Developmental Psychology, 10, 305-320 (1974).

218. Shergill, S., Mullan, D., D'Ath, P., Katona, C.: What is the clinical prevalence of Lewy-Body-Dementia? International Journal of Geratric sychiatry 9, 907-912 (1994).

219. Sinha, D., F. Zemlan, S. Nelson, D. Bienenfeld, O. Thienhaus: A new scale for assessing behavioral agitation in dementia. Psychiatry Research, 41, 73-88 (1992).

220. Skoog, I.: The relationship between blood pressure and dementia: Review. Biomedical Pharmacotherapy, 51 (9), 367-375 (1997).

221. Skoog, I., R.N. Kalaria, M.M. Bretteler: Vascular factors and Alzheimer disease. Alzheimer disease and associated disorders, 13, Suppl. 3, 106-114 (1999).

222. Skoog, I., S. Landahl, B. Palmertz, L.A. Andreasson, L. Nilsson, G. Persson, A. Oden, A. Svanborg: 15-year longitudinal study of blood pressure and dementia. Lancet, 347 (9009), 1141-1145 (1996).

223. Smith, P.E.N., D. Irving, R.H. Perry: Distribution and density of cortical Lewybodies in Parkinson's disease: Relationship to age in dementia. In: Proceedings of 80th meeting of the Neuropathological Society, Neuropathology and Applied Neurobiology, 16, 542 (1990).

224. Sowarka, D.: Kognitive Interventionsforschung mit alten Menschen im Bereich der fluiden Intelligenz: Grundlagen und Ergebnisse. Verhaltenstherapie, 2, 204-216 (1992).

225. Spitzer, R.L., J.B.W. Williams, M. Gibbon: Structured clinical interview for DSM-III-R (SCID). New York, Biometrics Research Department, NYS Psychiatric Institute (1987).

226. Stewart, R., D. Liolitsa: Type 2 diabetes mellitus, cognitive impairment and dementia. Diabetes Medicine, 16 (2), 93-112 (1999).

227. Stolk, R.P., M.M. Breteler, A. Ott, H.A. Pols, S.W. Lamberts, D.E. Grobbee, A. Hofman: Insulin and cognitive function in an elderly population. The Rotterdam Study. Diabetes Care, 20 (5), 792-795 (1997).

228. Storandt, M.: Memory-skills training for older adults. In: Sonderegger, Th.B. (ed.). Nebraska symposium on motivation 1991: Psychology and aging. Current theory and research in motivation. University of Nebraska Press, Lincoln, Vol. 39, 39-62 (1992).

229. Strnad, J., M. Bahro: Pharmakotherapie kognitiver Störungen der Alzheimer Krankheit. Hinweise für einen rationalen Arzneimitteleinsatz – eine Übersicht. Deutsche Medizinische Wochenschrift, 125, 835-839 (2000).

230. Stuhlmann, W.: Die soziale Situation Demenzkranker. In: Demenzmanual des Berufsverbandes der Allgemein Ärzte Deutschland (BDA). 2. Auflage Emstetten, 101-111 (1997).

231. Swan, G.E., C. DeCarli, B.L. Miller, T. Reed, P.A. Wolf, L.M. Jack, D. Carmelli: Association of midlife blood pressure to late-life cognitve decline and brain morphology. Neurology, 51 (4), 986-993 (1998a).

232. Swan, G.E., D. Carmelli, A. Larue: Systolic blood pressure tracking over 25 to 30 years and cognitive performance in older adults. Stroke, 29 (11), 2334-2340 (1998).

233. Tariot, P.N., J.L. Mack, M.B. Patterson, S. Edland, M.F. Weiner: The Behavioral Pathology Committee of the Consortium to Establish a Registry for Alzheimer's Disease: The Behavior Rating Scale for Dementia of the Consortium to Establish a Registry for Alzheimer's Disease. American Journal of Psychiatry, 142, 1349-1357 (1995).

234. Tariot, P.N., P.R. Solomin, J.C. Morris, P. Kershaw, S. Lilienfeld, Ding and the Galantamine-USA-10-Study-Group: A 5-month, randomized, placebo-controlled trial of galantamine in Alzheimer`s disease. Neurology, 54, 2269-2274 (2000).

235. Teunisse, S., M.M. Derix, H. van Crevel: Assessing the severity of dementia. Archives of Neurology, 48, 274-277 (1991).

236. Thalmann, B., A.U. Monsch: Cerad. The Consortium to Establish the Registry for Alzheimer's Disease. Neuropsychologische Testbatterie. Memory Clinic Kantonsspital Basel (1997).

237. Tierney, M.C., J.P. Szalai, W.G. Snow, R.H. Fisher, A. Noles, G. Nadon, E. Dunn, P.H. St. George-Hyslop: Prediction of probable Alzheimer's Disease in memory-impaired patients: a prospective longitudinal study. Neurology, 46, 661-665 (1996).

238. Tobares, N., A. Pedromingo, J. Bigorra: Nimodipine treatment improofs cognitive functions in vascular dementia. In: Bergener, M., B. Reisberg (eds.). Diagnoses and treatment of senile dementia. Springer, Berlin, 361-365 (1989).

239. Tomlinson, B.E.: The structural and quantitative aspects of the dementias. In: Roberts, P.J. (ed.). Biochemistry and dementia. Willy New York, 15-52 (1980).

240. Tomlinson, B.E., G. Blessed, M. Roth: Observations on the brains of non-demented old people. Journal of Neurological Science, 7, 331-356 (1968).

241. Tzourio, C., C. Dufouil, P. Ducimetiere, A. Alperovitch: Cognitive decline in individuals with high blood pressure: a longitudinal study in the elderly. EVA Study Group. Epidemiology of Vascular Aging. Neurology, 53 (9), 1948-1952 (1999).

242. Urakami K., K. Wada-Isoe, Y. Wakutani, K. Ikeda, Y. Ji, K. Yamagata, H. Kowa, A. Okara, Y Adachi, K. Nakashima: Lipoprotein(a) phenotypes in patients with vascular dementia. Dementia and Geriatric Cognitive Disorders, 11 (3), 135-138 (2000).

243. Wechsler, D.: A standardized memory scale for clinical news. Journal of Psychology, 19, 87-95 (1945).

244. Wechsler, D.: Measurement and evaluation of intelligence of older persons in old age in den modern world. Report of the 3rd Congress International Association of Gerontology, Edinburgh, Livingstone, 257-278 (1954).

245. Wechsler, D.: Die Messung der Intelligenz Erwachsener. Textband zum Hamburg-Wechsler-Intelligenz-Test für Erwachsene (HAWIE), 3. Auflage. Bondy, C. (Hrsg.). Huber, Bern, Stuttgart, Wien (1964).

246. Wechsler, D.: Manual for the Wechsler-Adult-Intelligence-Scale revised. Psychological Corporation, New York (1981).

247. Wechsler, D.: WMS-R - Wechsler Memory Scale - Revised. The Psychological Corporation, New York (1987).

248. Weissman, M.N., J.K. Myers, G.L. Tischler, C.E. Holzer, P.J. Leaf, H. Orvaschl, J.A. Brody: Psychiatric disorders (DSM-III) and cognitive impairment among the elderly in an U.S. urban community. Acta Psychiatrica Scandinavica, 71, 366-379 (1985).

249. Welsh, K., N. Butters, J. Hughes, R. Mohs, A. Heyman: Detection of abnormal memory decline in mild cases of Alzheimer's disease. Using (CERAD) neuropsychological measures. Archievs of Neurology, 48, 278-281 (1991).

250. Welsh, K.A., N. Butters, J. P. Hughes, R.C. Mohs, A. Heyman: Detection and staging of dementia in Alzheimer's disease. News of the Neuropsychological Measures developed for the Consortium to Establish a Registry for Alzheimer's Disease. Archievs of Neurology, 49, 448 – 452 (1992).

251. Welsh, K.A., N. Butters, R.C. Mohs, D. Beekly, S. Edland, G. Fillenbaum, A. Heyman: The Consortium to Establish a Registry for Alzheimer's Disease (Cerad). Part V. A normative study of the neuropsychological battery. Neurology, 44, 609-614 (1994).

252. Welt-Gesundheits-Organisation (WHO), ICD-8: Diagnosenschlüssel und Glossar psychiatrischer Krankheiten. Deutsche Ausgabe der internationalen Klassifikation der WHO: ICD, 8. Revision. Hrsg.: R. Degkwitz, H. Helmchen, G. Kockott, W. Mombour. Springer Verlag, Berlin, Heidelberg, New York (1975).

253. Welt-Gesundheits-Organisation (WHO), ICD-9: Diagnosenschlüssel und Glossar psychiatrischer Krankheiten. Deutsche Ausgabe der internationalen Klassifikation der WHO: ICD, 9. Revision. Kap. V. Hrsg.: R. Degkwitz, H. Helmchen, G. Kockott, W. Mombour. Springer Verlag, Berlin, Heidelberg, New York (1980).

254. Weytingh, M.D., P.M. Bossuyt, H. van Crevel: Reversible dementia: more than 10 % or less than 1 %? A quantitative review. Journal of Neurology, 242 (7), 466-471 (1995).

255. Wilcock, G.: Cognitive improvement by memantine in a placebo-controlled trial in mild to moderate vascular dementia, 6th International Stockholm/Springfield Symposium on Advances in Alzheimer Disease, 4. – 7.4.2000.

256. Willis, S. L.: Current issues in cognitive training research. In: Lovelace, E.A. (ed.). Aging and Cognition. Amsterdam, North-Holland, Lovelace, 263-280 (1990).

257. Winblad, B., N. Poritis: Memantine in severe dementia: Results of the M-Best Study (Benefit and efficacy in severely demented patients during treatment with Memantine). International Journal of Geratric Psychiatry, 14, 135-146 (1999).

258. Wittchen, H.U., D. Schulte: Diagnostische Kriterien und operationalisierte Diagnosen. Grundlagen der Klassifikation psychischer Störungen. Diagnostica, 34, 3-27 (1988).

259. Wittchen, H.U., M. Zaudig, T. Fydrich: SKID-Strukturiertes Klinisches Interview für DSM-IV. Achse I und II. Hogrefe-Verlag, Göttingen, Bern, Toronto, Seattle (1997).

260. Wittchen, H.U., M. Zaudig, E. Schramm, B. Spengler, W. Mombour, J. Klug, R. Horn: Strukturiertes klinisches Interview für DSM-III-R (SKID) (Testversion). Beltz, Weinheim (1987).

261. Wittchen, H.U., M. Zaudig, P. Spengler, W. Mombour, W. Hiller, C.A. Essau, R. Rummler, R.L. Spitzer: Wie zuverlässig ist operationalisierte Diagnostik? Die Test-Retest-Reliabilität des strukturierten klinischen Interviews für DSM-III-R (SKID). In: Zeitschrift für Klinische Psychologie XX, 2, 136 - 153 (1991).

262. Wragg, E.E., Jeste, D.V.: Overview of depression and psychosis in Alzheimer's disease. American Journal of Psychiatry, 146, 577-587 (1989).

263. Yesavage, J., T. Brink, T. Rose: Development and validation of a geriatric depression screening scale. Journal of Psychiatric Research, 17, 37-49 (1983).

264. Zaudig, M: A new systematic method of measurement and diagnosis of "Mild Cognitive Impairment" and dementia according to ICD-10 and DSM-III-R criteria. International Psychogeriatrics, Vol. 4 (suppl. 2), 203-219 (1992).

265. Zaudig, M.: Demenz und "Leichte Kognitive Beeinträchtigung" im Alter. Diagnostik, Früherkennung und Therapie. Verlag Hans Huber, Bern, Göttingen, Toronto, Seattle (1995).

266. Zaudig, M.: Assessing behavioral symptoms of dementia of the Alzheimer Type: categorical and quantitative approaches. International Psychogeriatrics, 8, suppl. 2, 183-200 (1996).

267. Zaudig, M.: Die "senile Demenz vom Lewy-Körperchen-Typ" (SDLT). Eine Variante der Demenz vom Alzheimer Typ? Psycho, 23, 84-93 (1997).

268. Zaudig, M.: Module 3. Etiology of behavioral and psychological symptoms of dementia (BPSD). In: Finkel, S.I., J. Luxenberg, M. Zaudig, H. Brodaty, P. Rabins, B. Lawlor, A. Homma (eds.). Behavioral and psychological symptoms of dementia. IPA educational pack. International psychogeriatric association. Gardiner-Caldwell Communications Limited, London, 1-20 (1998).

269. Zaudig, M.: Die "Leichte Kognitive Beeinträchtigung" im Alter. In: Müller, W.E. (Hrsg.). Dementielle Erkrankungen: Erkennen und Behandeln. Lingua Med Verlags GmbH Neu-Isenburg, 35-62 (1999).

270. Zaudig, M., W. Hiller: SIDAM Handbuch. Strukturiertes Interview für die Diagnose einer Demenz vom Alzheimer Typ, der vaskulären Demenz und Demenzen anderer Ätiologien nach DSM-III-R, DSM-IV und ICD-10. Verlag Hans Huber, Bern (1996).

271. Zaudig, M., J. Mittelhammer, W. Hiller: SIDAM – Strukturiertes Interview für die Diagnose der Demenz vom Alzheimer-Typ, der Multiinfarkt-Demenz und Demenzen anderer Ätiologien nach DSM-III-R und ICD-10. Manual. Logomed Verlag F. Höpker, München (1990).

272. Zaudig, M., J. Mittelhammer, W. Hiller, A. Pauls, C. Thora, A. Morinigo, W. Mombour: SIDAM - A structured interview for the Diagnosis of Dementia of the Alzheimer type, multi-infarct dementia and dementias of other etiology according to ICD-10 and DSM-III-R. Psychological Medicine 21, 225-236 (1991).

273. Zaudig, M., H.U. Wittchen, H. Saß: DSM-IV und ICD-10 Fallbuch. Deutsche Bearbeitung und Einführung. Hogrefe Verlag Göttingen, Bern, Toronto, Seattle (1999).

274. Zaudig, M.: Leichte Kognitive Beeinträchtigung im Alter. In: Förstl, H. (Hrsg.): Demenzen in Theorie und Praxis. Springer Verlag, Berlin, Heidelberg, New York, 23-42 (2001a).

275. Zaudig, M.: Diagnose und Differentialdiagnose der Depression und Demenz. In: Hegerl, U. M. Zaudig, H.J. Möller (Hrsg.). Depression und Demenz im Alter. Springer Wien, New York, 19-38 (2001b)

Klinische Lehrbuchreihe

. . . Kompetenz und Didaktik!

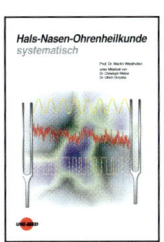

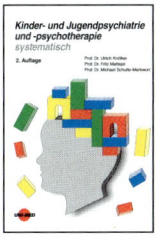

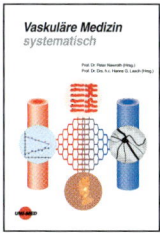

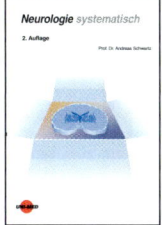

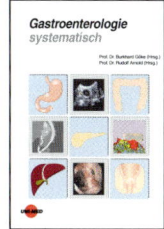

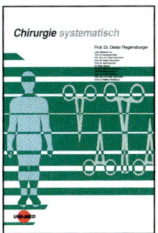

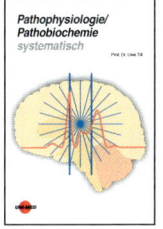

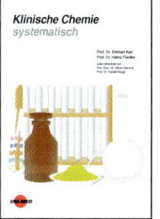

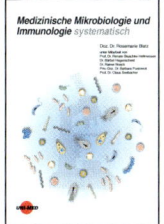

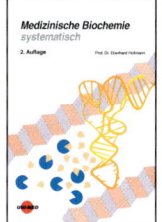

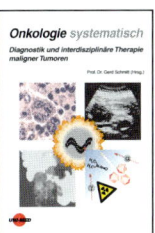

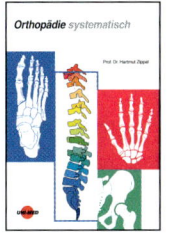

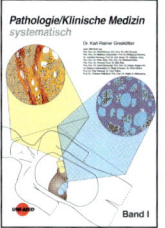

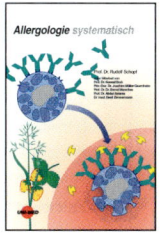

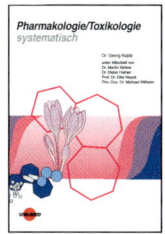

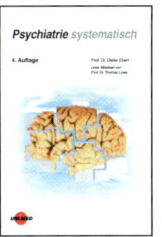

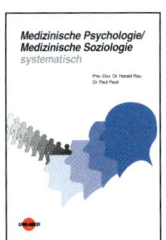

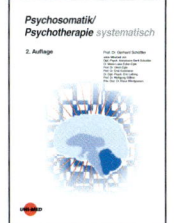

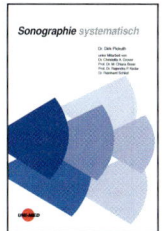

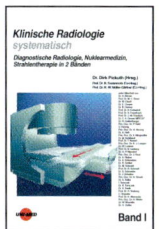

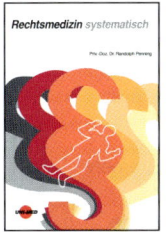

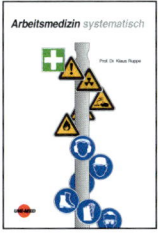

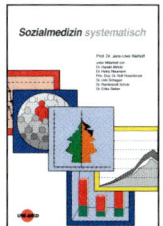

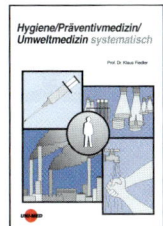

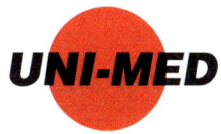

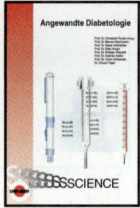
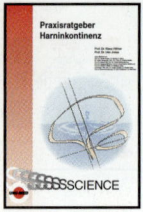
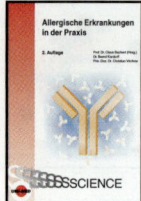
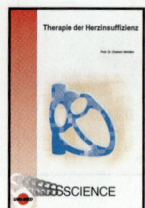
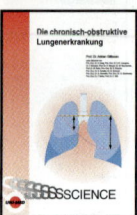
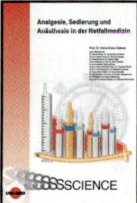
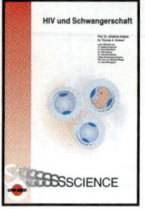
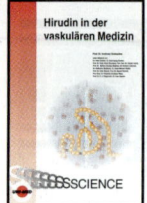
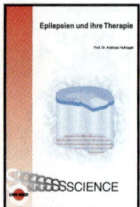
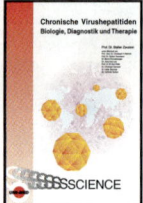
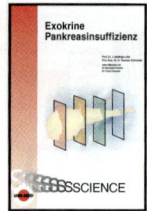
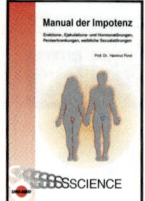
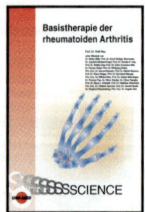
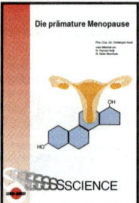
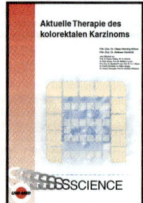
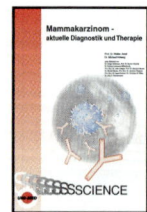

Klinische
Lehrbuchreihe

. . . Kompetenz und Didaktik!

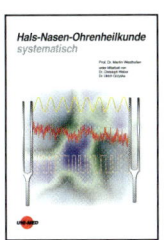

Hals-Nasen-Ohrenheilkunde *systematisch*

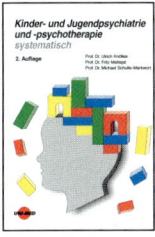

Kinder- und Jugendpsychiatrie und -psychotherapie *systematisch*

2. Auflage

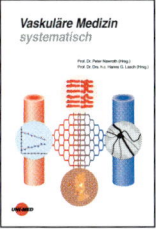

Vaskuläre Medizin *systematisch*

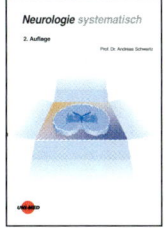

Neurologie *systematisch*

2. Auflage

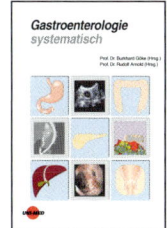

Gastroenterologie *systematisch*

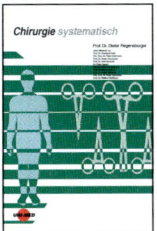

Chirurgie *systematisch*

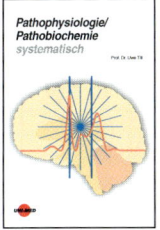

Pathophysiologie/ Pathobiochemie *systematisch*

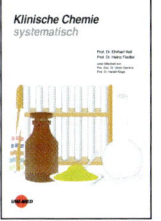

Klinische Chemie *systematisch*

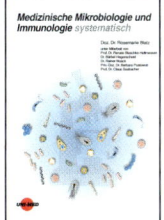

Medizinische Mikrobiologie und Immunologie *systematisch*

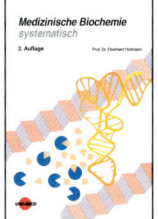

Medizinische Biochemie *systematisch*

2. Auflage

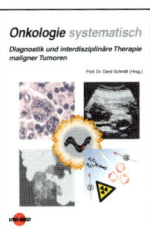

Onkologie *systematisch*

Diagnostik und interdisziplinäre Therapie maligner Tumoren

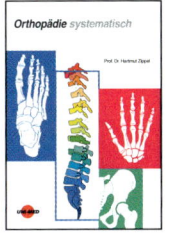

Orthopädie *systematisch*

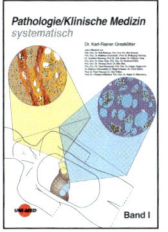

Pathologie/Klinische Medizin *systematisch*

Band I

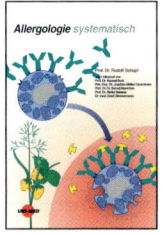

Allergologie *systematisch*

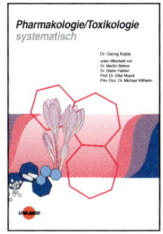

Pharmakologie/Toxikologie *systematisch*

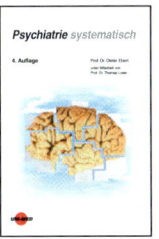

Psychiatrie *systematisch*

4. Auflage

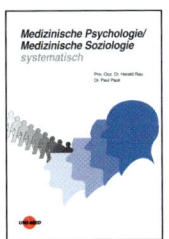

Medizinische Psychologie/ Medizinische Soziologie *systematisch*

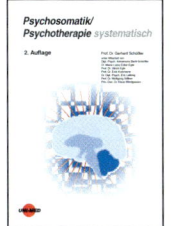

Psychosomatik/ Psychotherapie *systematisch*

2. Auflage

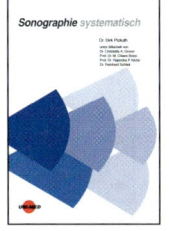

Sonographie *systematisch*

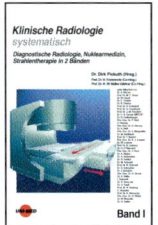

Klinische Radiologie *systematisch*

Diagnostische Radiologie, Nuklearmedizin, Strahlentherapie in 2 Bänden

Band I

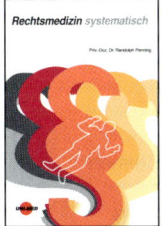

Rechtsmedizin *systematisch*

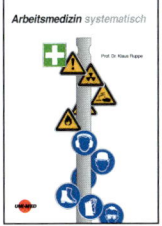

Arbeitsmedizin *systematisch*

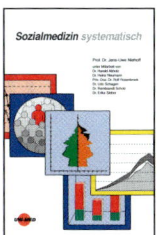

Sozialmedizin *systematisch*

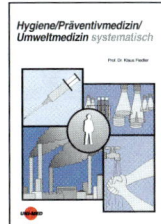

Hygiene/Präventivmedizin/ Umweltmedizin *systematisch*

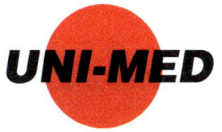

UNI-MED

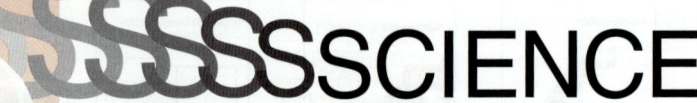
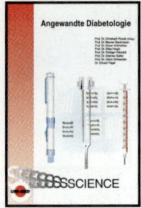
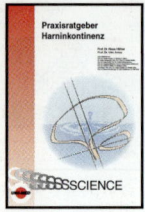
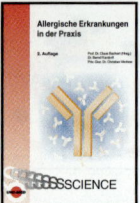
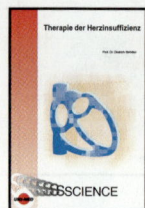
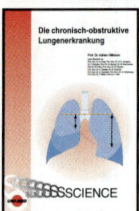
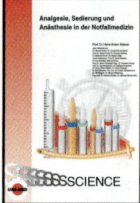
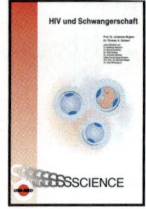
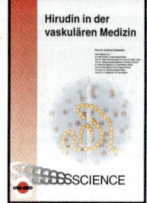
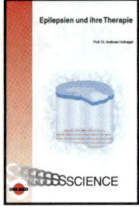
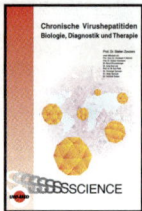
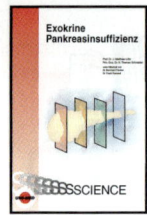
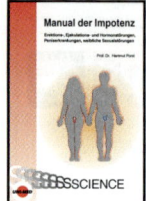
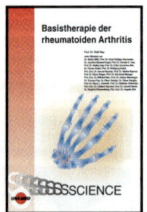
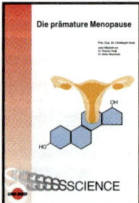
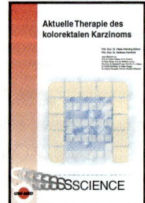
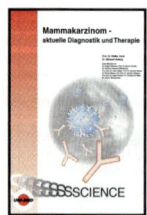

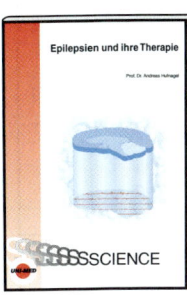
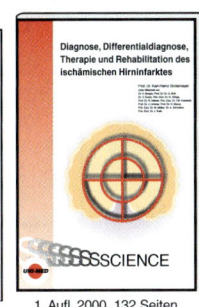
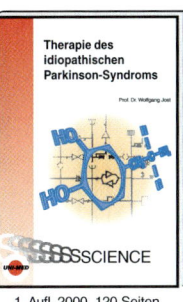
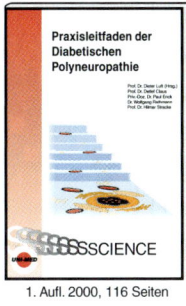
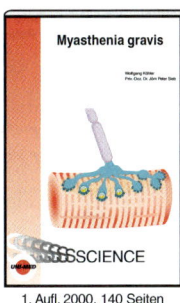
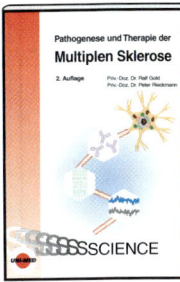
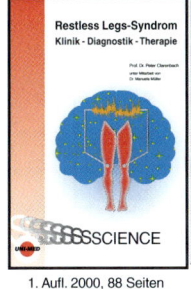
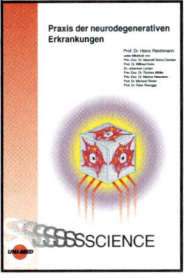
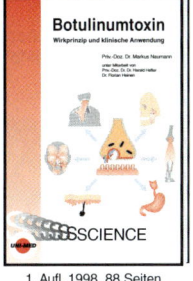
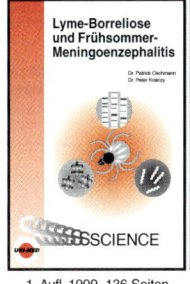
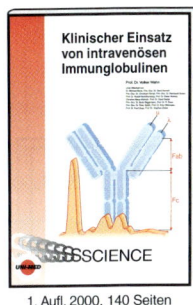
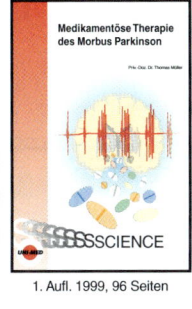
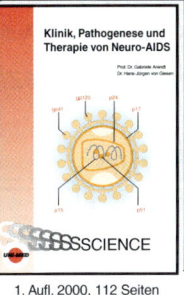
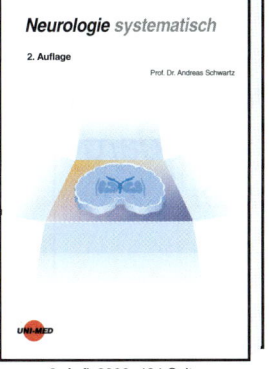
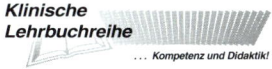
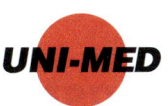

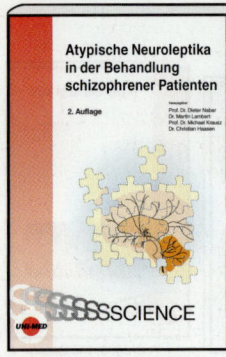
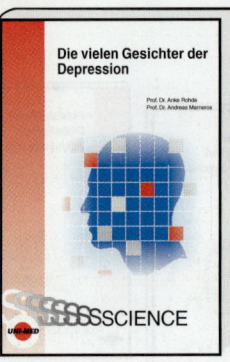
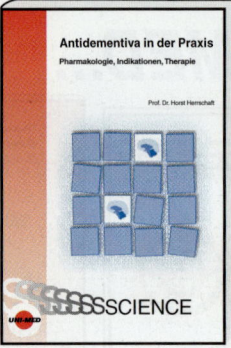
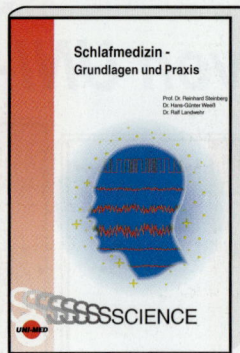
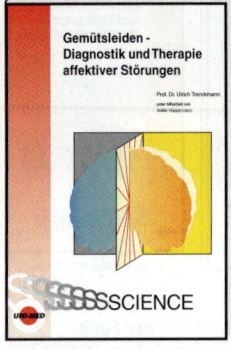
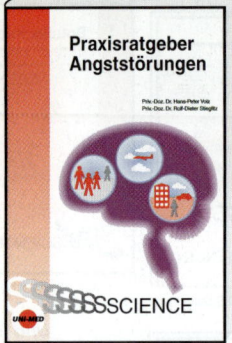
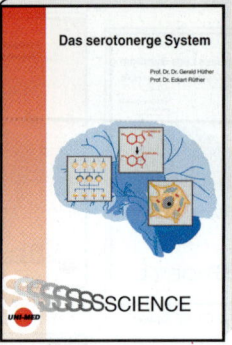
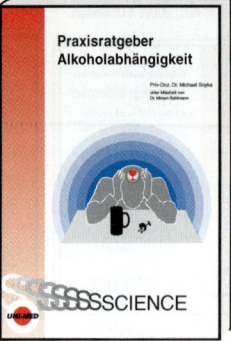
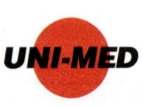
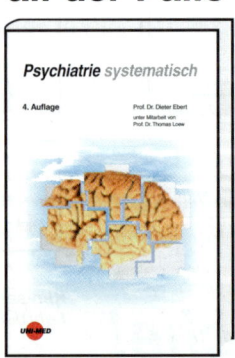
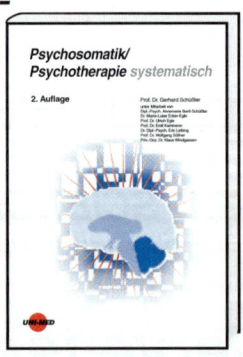
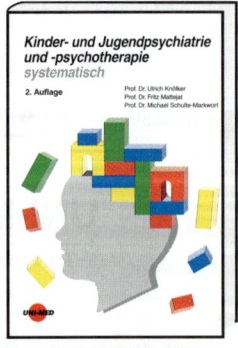